DES

NÉVRALGIES

ENVISAGÉES AU POINT DE VUE

DE

LA SENSIBILITÉ RÉCURRENTE

(PATHOGÉNIE ET TRAITEMENT)

PAR

le Docteur Adolphe CARTAZ

Interne des hôpitaux de Paris
Ancien interne-lauréat des hôpitaux de Lyon (Prix Bonnet, 1868)
Lauréat de l'École de médecine de Lyon (1er Prix, 1868 et 1869)
Membre de la Société anatomique, de la Société des sciences médicales de Lyon,
Secrétaire de la rédaction de la *Revue des sciences médicales*.

PARIS,
G. MASSON, ÉDITEUR
LIBRAIRE DE L'ACADÉMIE DE MÉDECINE
Place de l'École-de-Médecine, 17.
1875

DES

NÉVRALGIES

ENVISAGÉES AU POINT DE VUE

DE

LA SENSIBILITÉ RÉCURRENTE

Clichy. — Imprimerie PAUL DUPONT, rue du Bac-d'Asnières 12.

DES

NÉVRALGIES

ENVISAGÉES AU POINT DE VUE

DE

LA SENSIBILITÉ RÉCURRENTE

(PATHOGÉNIE ET TRAITEMENT)

PAR

le Docteur Adolphe CARTAZ

Interne des hôpitaux de Paris
Ancien interne-lauréat des hôpitaux de Lyon (Prix Bonnet, 1868)
Lauréat de l'Ecole de médecine de Lyon (1er Prix, 1868 et 1869
Membre de la Société anatomique, de la Société des sciences médicales de Lyon,
Secrétaire de la rédaction de la *Revue des sciences médicales*.

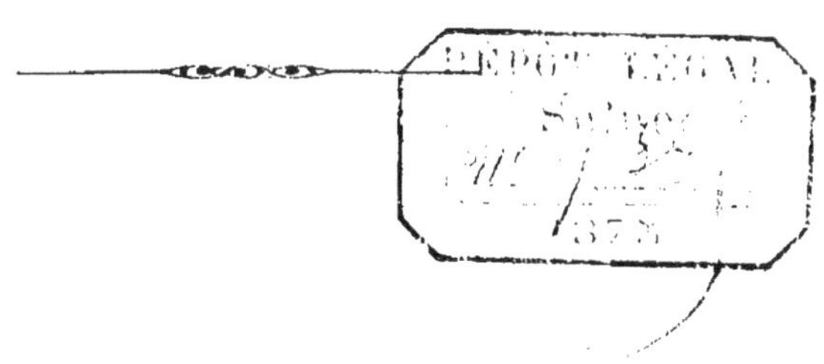

PARIS
G. MASSON, ÉDITEUR
LIBRAIRE DE L'ACADÉMIE DE MÉDECINE
17, PLACE DE L'ÉCOLE-DE-MÉDECINE.
1875

DES

NÉVRALGIES

ENVISAGÉES AU POINT DE VUE

DE

LA SENSIBILITÉ RÉCURRENTE

Le titre de ce travail indique suffisamment le sens dans lequel il a été conçu ; la question de la pathogénie des névralgies est encore trop discutée et trop obscure pour que j'aie voulu et pu l'envisager sous toutes ses faces; je n'ai pris qu'un point restreint de la question : en examinant un à un les faits observés, on voit que tous ne trouvent pas, dans les théories admises, une explication suffisante. Après avoir passé en revue les principales doctrines qui ont cours aujourd'hui, après avoir discuté celles qui paraissent les mieux fondées, j'ai cherché, en m'appuyant sur les recherches physiologiques modernes, à donner une interprétation plus rationnelle de ces cas obscurs.

L'amitié qui m'unit à MM. Arloing et Tripier m'a permis de suivre de près, depuis le commencement de mes études, leurs recherches si patientes et si délicates : ce sont les résultats de ces remarquables travaux qui servent de base à mon travail. Dans la dernière réunion de l'Association française pour l'avancement des sciences (congrès de Nantes, 1875), M. Tripier, en son nom personnel et au nom de son collaborateur, faisait valoir tous les avantages de l'application de ces données sur la sensibilité récurrente à la pathologie et à la médecine opératoire. Ce sont ces idées que je me suis efforcé de développer et de mettre en relief, en montrant l'accord qu'elles établissent entre la clinique et la physiologie et les conséquences heureuses que l'on peut en déduire au point de vue thérapeutique. Si j'ai réussi, dans ce mémoire, à éclaircir quelque peu une question aussi controversée, le lecteur voudra bien ne pas oublier que l'idée première appartient à ces savants, et qu'à ce titre la meilleure part des résultats doit leur être rapportée.

CONSIDÉRATIONS

SUR LE

MÉCANISME DE LA TRANSMISSION DES IMPRESSIONS SENSITIVES

Consultez : MÜLLER (*Manuel de physiologie*). — RICHET (*Union médicale et Gaz. des hôpitaux*, 1867). — PAULET (*Discussion et Bulletin de la Soc. de chirurgie*, 1868). — ARLOING et TRIPIER (*Comptes rendus de l'Académie des sciences*, 1868-1874 ; *Archives de physiologie*, 1868 ; *Association française pour l'avancement des sciences : congrès de Lille*, 1874 ; *de Nantes*, 1875; *Soc. de biologie*, 1874-75). LÉTIÉVANT (*Lyon médical*, 1869 ; *Traité des sections nerveuses*, 1873). — BLUM (*Archives de médecine*, 1870). — HENLE (*Anatomie générale*). — RICHELOT (*Arch. de physiologie*, 1875). — WEIR MITCHELL (*Traité des lésions des nerfs*). — FILHOL (*Thèse de Paris*, 1873).

Müller, dans son *Traité de physiologie*, a formulé neuf propositions ou théorèmes, comme il les appelle encore, qui régissent la mécanique des nerfs sensitifs.

Jusqu'à ces derniers temps ces théorèmes ont fait loi, et les physiologistes et les pathologistes de notre époque les ont reproduits sans y apporter la plus petite modification.

Parmi les propositions de Müller, il en est deux qui touchent plus directement au sujet que nous traitons ici : ce sont les deuxième et troisième, formulées de la manière suivante :

« II. L'irritation d'une branche de nerf est accompagnée

d'une sensation bornée aux parties qui reçoivent des filets de cette branche, et non d'une sensation dans les branches qui émanent de plus haut, soit du tronc nerveux, soit du même plexus.

« III. Lorsqu'une partie reçoit, par le moyen d'une anastomose, des nerfs différents mais de même espèce, après la paralysie d'un de ces nerfs, l'autre ne peut pas entretenir la sensibilité de la partie entière, et le nombre des points qui demeurent sensibles correspond à celui des fibres primitives demeurées intactes. »

Il est donc évident que ces propositions renferment implicitement le fait qui a dominé la physiologie du système nerveux périphérique, c'est-à-dire que chaque nerf ou chaque filet nerveux tient sous sa dépendance une portion du tégument, et que, si l'on vient à sectionner un filet nerveux, on paralyse instantanément la zone correspondante.

Les idées de Müller ressortent nettement de l'explication qu'il produit à l'appui de son troisième théorème :

« Quand deux nerfs s'anastomosent ensemble, dit Müller, l'une des racines de l'anastomose ne saurait suppléer l'autre, comme se suppléent les artères..... » Et plus loin : « Ainsi, après la section de nerf cubital, qui fournit au 5e doigt, au 4e et en partie aussi au 3e, ce nerf ne peut être suppléé par sa communication avec le radial et le médian, et les doigts auxquels il se distribue demeurent paralysés, comme on le sait. » (Müller, *Traité de physiologie*, t. I, p. 637.)

Longet partage l'opinion de Müller, et les termes qu'il emploie sont à peu de chose près ceux que nous avons rapportés (*Traité de physiologie*, t. II).

En résumé, zones de distribution distinctes pour chaque nerf, communications directes de toute portion des téguments avec les centres nerveux, tels sont les faits qui furent admis sans contestation, ou plutôt sans protestation, pendant plus de la moitié de ce siècle.

Cependant, même avant l'époque où écrivait Müller, les chirurgiens avaient observé quelques cas de sections nerveuses dont les résultats étaient en contradiction avec les lois de la physiologie. Ainsi le professeur de Berlin parle d'une section incomplète du nerf cubital pratiquée par Earle, à la suite de laquelle l'opéré éprouvait quelques sensations incomplètes au niveau du petit doigt. Il fait aussi remarquer qu'après la section complète du cubital, il peut rester encore une faible trace de sensibilité au côté externe du 4e doigt. Müller cherche à expliquer ces faits, un peu embarrassants pour la physiologie du moment, en invoquant des anastomoses qui dériveraient des nerfs voisins ; et comme ces anastomoses sont quelquefois difficiles à montrer, il admet « que la légère sensibilité qui persiste dans les parties d'un membre auxquelles un nerf se distribue peut toujours être expliquée par des fibres d'autres nerfs qui ne communiquent pas avec celui-là et qui ne s'anastomosent qu'*en apparence* avec lui. »

On comprend mal ces fibres qui ne s'anastomosent qu'en apparence avec des fibres voisines, et l'on peut s'étonner que Müller n'ait pas senti le défaut de son explication. Mais il ne paraît pas s'en être aperçu, car il termine sa discussion en rapportant, d'après Swan, un cas dans lequel la section double du radial et du médian, à trois pouces du poignet, fut suivie de l'insensibilité complète des trois premiers doigts et des parties correspondantes du dos et du plat de la main et il donne ce cas comme une preuve de l'indépendance fonctionnelle des nerfs.

On s'en tenait aux données de Müller; mais la clinique rassemblait peu à peu des faits qui ne devaient pas tarder à renverser les idées anciennes.

Déjà, en 1804, Alexandre avait noté le retour de la sensibilité dans la région innervée par le cubital, quelques heures après la résection de ce nerf (cité par Paulet). Béclard, cité par Descot (1822), observa la prompte réapparition de la sensibilité après une section accidentelle du cubital. Paget (1853), Heygate (cité par Magnien) ont relevé des faits analogues.

Les lois de Müller étaient insuffisantes en face de ces faits. On cherchait une explication; lorsque Laugier entretint l'Académie des sciences d'un cas fort remarquable qui eut, en 1864, un grand retentissement dans le monde médical.

Un homme se coupe accidentellement le médian. Le lendemain, la sensibilité a disparu dans la zone de distribution du médian. Laugier réunit les deux bouts du nerf sectionné par des points de suture ; le soir même la sensibilité paraît être un peu revenue dans les points paralysés, le surlendemain elle est très-marquée.

Laugier signala, en même temps, une observation de Nélaton dans laquelle on constata le retour de la sensibilité 43 heures après la section et la suture du médian, et il conclut de ces deux faits à la possibilité d'une réunion immédiate des bouts nerveux avec rétablissement progressif de la sensibilité. Quatre jours après, (24 juin 1864) M. Houel présentait à la Société de chirurgie un cas analogue avec retour de la sensibilité au bout d'une semaine. Une discussion suivit cette communication. On se refusa à accepter la réunion immédiate, attendu que Waller avait appris que le bout périphérique d'un nerf sectionné est voué à une dégénération certaine. On ne put pas admettre davantage une restauration rapide, car les expériences de Philipeaux et Vulpian, Schiff, Magnien, avaient démontré que le rétablissement de la fonction dans les nerfs coupés demandait au moins neuf jours, et encore chez des animaux jeunes et bien portants. On fut réduit à des conjectures, et l'on crut même à une méprise de la part des chirurgiens.

Admettre une méprise de la part des chirurgiens que nous avons nommés eût été faire bon marché de leur compétence ; aussi était-on porté plutôt à admettre des anomalies dans la distribution des nerfs.

Les esprits étaient indécis, quand M. Richet trouva, dans son service de l'Hôtel-Dieu, une femme de 24 ans qui dans une chute s'était fait une large plaie à l'avant-bras au fond de laquelle on voyait les deux bouts du médian entièrement sectionné. C'était le 23 octobre 1867. M. Richet fut surpris de constater que la paume de la main, le médius et l'annulaire avaient toute leur sensibilité, tandis que les dernières phalanges de l'indicateur la présentaient affaiblie, obtuse. MM. Pajot, Denonvilliers, Michel de Strasbourg et Duchenne de Boulogne, furent les témoins de ce fait.

La persistance de la sensibilité dans la zone de distribution d'un nerf, après la section de celui-ci, n'était donc plus douteuse. En outre, l'exploration de la sensibilité ayant été pratiquée avant la suture du nerf, l'hypothèse de Longet sur la réunion immédiate tombait d'elle-même.

M. Richet fit plus qu'explorer les téguments; il excita les bouts nerveux et observa la sensibilité du bout périphérique. Aussi, rapprochant les deux faits qu'il avait constatés, il essaya d'expliquer la persistance de la sensibilité dans les téguments par une hypothèse sur la présence de filets anastomotiques ou récurrents. (Voy. *Union médicale* et *Gazette des hôpitaux* 1867.)

Mais M. Richet, n'apportant qu'une hypothèse, ne fit pas pénétrer la conviction dans tous les esprits. L'année suivante (mars 1868), M. Paulet présentait à la Société de chirurgie un mémoire : *Sur les suites immédiates ou éloignées des lésions traumatiques des nerfs*, et disait, dans ce travail, qu'aucune des explications émises jusqu'à ce jour ne rendait compte, d'une manière satisfaisante, de la réapparition rapide de la sensibilité. Il ajoutait même qu'à ses yeux la clinique pouvait seule élucider le problème.

C'était là une erreur, car que manquait-il au fait si bien observé de M. Richet, si ce n'est la certitude expérimentale?

Tel était l'état de cette question au commencement de l'année 1868. Les faits cliniques démontraient que l'indépendance fonctionnelle de chaque nerf et les zones de distribution, circonscrites comme on le faisait en anatomie descriptive, étaient des hypothèses à réviser. Cependant, même à cette époque, les théorèmes de Müller paraissaient à quelques chirurgiens comme une forteresse inattaquable. Nous en trouvons la preuve dans les paroles de Nélaton que nous relevons dans la thèse de notre ami et collègue H. Filhol (*De la sensibilité récurrente dans la main*, 1873). Répondant à M. Richet qui lui parlait du cas de l'hôtel Dieu, Nélaton aurait dit : « J'ai vu cela deux fois, et je n'ai pas osé le publier, parce que c'est en opposition formelle avec ce que disent nos physiologistes. »

A propos du fait de M. Richet et d'un cas de section chirurgicale du médian observé dans le service de M. Ollier, à l'Hôtel-Dieu de Lyon, MM. Arloing et Léon Tripier entreprirent de vérifier sur les animaux les faits observés sur l'homme. Après avoir étudié la distribution des nerfs dans la patte du chien et du chat, ils pratiquèrent des sections isolées de chaque tronc nerveux, puis des sections associées deux à deux, enfin, se reportant à la périphérie, ils firent aussi des sections isolées ou combinées des branches terminales des nerfs.

Ces physiologistes se sont aperçus, en pratiquant la section des troncs, qu'il était impossible de délimiter la partie de la peau qui serait, au point de vue fonctionnel, sous la dépendance du radial, du médian ou du cubital. Les zones de distribution de ces nerfs empiètent plus ou moins les unes sur les autres.

Ces faits sont encore plus évidents dans leurs expériences sur les branches terminales. En effet, ils ont noté que la section d'un seul nerf collatéral d'un doigt ne produit aucun changement, que la section de deux nerfs collatéraux modifie à peine la sensibilité, que celle de trois s'accompagne d'une atténuation un peu plus marquée de la sensibilité; enfin, que la section des quatre nerfs collatéraux entraîne la paralysie complète des téguments du doigt. Il est évident que les choses ne devraient pas se passer de la sorte, si chaque nerf collatéral avait exclusivement sous sa dépendance une partie de la peau proportionnelle à son volume.

MM. Arloing et L. Tripier constatèrent aussi que le bout périphérique des nerfs de la main est sensible à la condition qu'il restera dans le membre un tronc nerveux intact pour le mettre en relation avec les centres. Les premiers résultats obtenus par ces expérimentateurs furent consignés dans une note insérée dans les Comptes-rendus de l'Académie des sciences (28 novembre 1868) (1), où ils les ont fait suivre de trois cas cliniques qui venaient à l'appui de leurs faits expérimentaux.

(1) C'est évidemment par erreur que plusieurs auteurs ont écrit que les travaux de MM. Arloing et Tripier datent de 1869. On aura confondu la date de la publication de leur note avec celle de leur mémoire des *Archives de physiologie*.

La vérification sur un grand nombre d'animaux pris au hasard des phénomènes mis au jour par les observations des chirurgiens démontrait sans conteste qu'il ne s'agissait pas d'anomalies dans la distribution des nerfs. Il était évident que l'on avait affaire à un phénomène physiologique.

Ce qui frappe surtout dans le cas de M. Richet et dans les expériences de MM. Arloing et L. Tripier, c'est la persistance simultanée de la sensibilité dans les téguments et dans le bout périphérique du nerf correspondant.

Ce fait n'a pas échappé à MM. Arloing et L. Tripier. Ils se sont attachés à en déterminer la signification physiologique. Après avoir démontré matériellement que la sensibilité du bout périphérique est due à des fibres récurrentes, ils ont cherché le point où s'opérait le retour de ces dernières. En procédant de haut en bas, ils ont acquis la certitude que ce retour s'opérait principalement au voisinage de la peau ou dans l'épaisseur de cette membrane. S'ils n'ont pu suivre encore les fibres récurrentes jusqu'à leur terminaison, ils ont de fortes présomptions pour admettre qu'au voisinage de la peau ou dans son épaisseur, les fibres nerveuses sensibles se ramifient, s'entrecroisent, s'anastomosent, forment un réseau qui met en relation les différents nerfs qui s'y rendent, qu'un grand nombre de ces fibres restent dans le réseau ou ses ramuscules terminaux, tandis que d'autres deviennent récurrentes.

Il y a donc tout lieu de supposer que la sensibilité qui persiste dans une région dont le nerf principal est coupé se rattache à la présence de ces fibres récurrentes. Quoi qu'il en soit, MM. Arloing et Tripier ont pu légitimement conclure que les nerfs sensitifs d'une région sont dans une dépendance réciproque, et qu'ils ne sont pas isolés fonctionnellement, ainsi qu'on l'avait cru jusqu'à ce jour sur la foi de Müller; en outre, qu'il y avait lieu de modifier la thérapeutique de quelques affections nerveuses (*Comptes rendus*, 1er mars 1869).

Pendant ou depuis la publication des travaux que nous venons d'analyser, de nouveaux faits cliniques ont été recueillis par MM. Bœckel, Richet, Létiévant, Lannelongue, et on les trouve rapportés en entier dans la thèse de M. H. Filhol (1873) et dans les travaux de M. Létiévant (*Phénomènes physiologiques et pathologiques consécutifs à la section des nerfs du bras*, Lyon, 1869, et *Traité des sections nerveuses*, Paris, 1873). Tous ces nouveaux cas sont venus corroborer les observations antérieures et les expériences physiologiques de MM. Arloing et L. Tripier.

Les travaux de ces physiologistes ont donc eu pour avantage de fixer la science sur une question fort controversée. Nous sommes d'accord avec le professeur Vulpian sur cette appréciation, quand il écrit dans la préface du livre de Weir Mitchell que les expériences de MM. Arloing et Tripier nous mettent à même aujourd'hui d'expliquer les faits de persistance de la sensibilité cutanée après la section des nerfs.

L'interprétation que nous venons d'exposer semblait satisfaire tout le monde, lorsque M. Létiévant s'est élevé contre elle et a voulu la remplacer par une interprétation nouvelle. L'auteur a donné trop de publicité et d'importance à ses idées pour que nous ne les examinions pas avec détail.

Les premières communications de M. Létiévant sur les sections du médian remontent au 23 décembre 1868, époque à laquelle il déposa un mémoire à la Société de chirurgie. Au mois de juillet de l'année suivante, il saisit la Société des sciences médicales de Lyon de cette importante question.

Examinons la théorie du chirurgien lyonnais :

M. Létiévant pense que « la persistance de la sensibilité sur les plaques anesthésiées résulte d'une doub'e suppléance faite par les nerfs voisins, soit par anastomose, soit par des impressions perçues à distance. C'est ce qu'il a appelé : « *sensibilité suppléée.* »

Pour ce qui est de la suppléance par les anastomoses, M. Liétévant invoque l'appui des expériences de MM. Arloing et Tripier. Il nous semble que c'est à tort, car dans l'introduction du travail de M. Létiévant (1869), nous trouvons la phrase suivante : « Chacun de ces nerfs (ceux du bras) possède un département distinct à la fois *moteur* et *sensitif* », qui établit une différence capitale entre ses idées et celle des auteurs qu'il signale. On n'a pas oublié, en effet, que ces derniers ont conclu à la dépendance réciproque des nerfs du bras.

Par conséquent, si M. Létiévant accepte des anastomoses, il les comprend autrement que MM. Arloing et Tripier. Il les comprend probablement comme la plupart des anatomistes ; or, on sait que ces anastomoses sont complétement insuffisants à expliquer tous les faits qui ont été notés.

Quant à « la suppléance par des impressions perçues à distance », nous ne comprenons pas la nécessité de lui donner un nom particulier, tellement ce fait est banal et tellement il s'éloigne de la sensibilité comme on la comprend en physiologie.

Citons d'abord le cas qui conduisit M. Létiévant à cette découverte : Un malade (n° 63 de la salle Saint-Louis) porte une section du médian au poignet. Le bout de son index est insensible aux températures et aux piqûres ; mais si l'on exerce un frottement même léger sur la région, le malade dit qu'il sent, et il détermine même le sens, la direction des excitations qu'il supporte. M. Létiévant assimile ce fait aux résultats de l'expérience suivante :

« J'applique mon index contre l'index de M. X..., j'exerce un frottement en un point de *mon* doigt. M. X... me déclare sentir ce frottement. Il en reconnaît le siége, l'intensité, la direction... Je pique mon doigt, je le brûle ; M. X... n'en souffre nullement. Il sent comme le malade n° 63 de la salle Saint-Louis. »

On conçoit facilement que M. X... ait senti les frottements exercés sur le doigt de M. Létiévant, car ces frottements déterminaient un certaine pression et surtout un certain ébranlement qui excitait les nerfs de son index. Ne sait-on pas qu'en frottant la semelle d'une chaussure, on perçoit l'intensité, le sens et la direction des frottements. Et cependant qui oserait songer à appeler cela de la sensibilité suppléée ?

M. Létiévant aurait pu prendre des exemples plus rapprochés du phénomène qu'il voulait reproduire. Il aurait pu citer les impressions que nous percevons et qui portent sur les dents, les ongles, les poils de la barbe ou les cheveux. Evidemment il ne s'agit pas là d'une sensibilité propre aux parties qui reçoivent les impressions, mais d'une sensibilité propre aux parties munies de nerfs et qui sont en contact avec elles.

En un mot, la sensibilité que M. Létiévant constate succède purement et simplement à des impressions qui agissent médiatement sur les nerfs sensitifs. Nous ne voyons pas en quoi elle méritait un nom particulier.

N'oublions pas, du reste, que la sensibilité qu'on constate sur une plaque anesthésiée ne remplace pas la sensibilité normale. C'est un reste de cette sensibilité, proportionnel à l'excitabilité des nerfs voisins, au nombre des fibres intactes qui persistent encore dans la plaque et à l'intensité des excitations.

Cette désignation nouvelle est si vague que ceux qui ont adopté le mot de M. Létiévant, ne le comprennent pas de la même manière. Tel est notre ami G. Richelot, qui, dans un travail récemment publié dans les *Archives de physiologie*, préfère appeler sensibilité suppléée celle qui subsiste sur le dos des 2e et 3e phalanges des doigts à la suite de la section du radial, en se basant sur ce fait anatomique, déjà décrit par Henle, que les branches collatérales palmaires fournies par le médian émettent des ramuscules qui vont se distribuer sur le dos des deux dernières phalanges. Si nous ne nous trompons, il s'agit bien là de la sensibilité la plus directe que l'on puisse trouver, et non d'une sensibilité par ébranlement des nerfs voisins, c'est-à-dire d'une sensibilité suppléée ?

Au surplus, M. Létiévant a observé comme tout le monde que toute l'étendue des plaques anesthésiées n'est pas dans le cas de l'indicateur qu'il signale. Les blessés peuvent y percevoir les piqûres ou les changements de température ; de sorte qu'il ne saurait être question alors d'une sensibilité nouvelle, ni d'une sensibilité par ébranlement des papilles voisines.

En résumé, il nous semble que M. Létiévant a voulu créer une théorie, qui n'est propre qu'à égarer l'esprit et qui, de plus, ne repose sur aucun fait expérimental incontestable. Il nous semble même qu'il a mal compris les expériences de MM. Arloing et Tripier dont les résultats nous permettent de rendre un compte satisfaisant de tous les cas de sections nerveuses simples ou associées.

Il importe d'examiner aussi les relations qu'entretiennent entre eux les nerfs de la face, car leur connaissance est utile aux conclusions générales que nous poursuivons.

Les chirurgiens ont observé depuis longtemps qu'après la section des nerfs de la face, la sensibilité peut être à peine modifiée ou réapparaître au bout d'un nombre de jours plus ou moins considérable. Nous citerons particulièrement les observations de Dupuytren, Wagner, Von Bruns, Vanzetti, Lotzbeck, Bœckel, Valette et Létiévant, L. Tripier, etc...

Dans ces différents cas, la sensibilité des téguments fut constatée; mais on a négligé d'examiner, à ce point de vue, le bout périphérique.

MM. Arloing et Tripier ont continué sur les nerfs de la face les expériences qu'ils avaient entreprises sur les nerfs des membres. Depuis 1868, ils ont fait connaître dans plusieurs occasions (Congrès scientifique de Lille, de Nantes, Société de biologie) le but qu'ils poursuivaient, c'est-à-dire la détermination de la persistance de la sensibilité et du retour des douleurs chez les malades atteints de névralgie de la face d'origine périphérique et névrotomisés.

De son côté, M. Létiévant a recueilli avec soin les faits de section des nerfs de la face et, les réunissant à un fait de polynévrotomie dont il a été témoin, il a cherché à interpréter les phénomènes de sensibilité par sa théorie des suppléances.

Nous ferons remarquer qu'en lisant le chapitre du *Traité des sections nerveuses* consacré aux nerfs de la face, on ne peut s'empêcher d'être frappé des contradictions de M. Létiévant qui, à elles seules, constituent des arguments puissants contre sa théorie.

En effet, à la page 183, on lit :

« La face reçoit une multitude de nerfs émanant surtout du trijumeau. Chacun de ces nerfs n'anime qu'une circonscription très-limitée de la peau du visage, de telle sorte qu'on pourrait diviser toute la surface de la face en une foule de petits départements sensitifs, rattachés, chacun par un nerf, aux centres sensitifs communs. »

Mais alors nous nous permettrons de demander à l'auteur comment il peut concilier l'existence des circonscriptions très-limitées « des petits *départements sensitifs*, rattachés, chacun par *un nerf*, aux centres sensitifs communs » avec la description complémentaire suivante : « Ce n'est pas tout ; chacun des petits départements sensitifs de la face a des relations directes avec ceux qui l'entourent : à chaque instant, il est envahi par des rameaux appartenant aux nerfs voisins, à chaque instant, il reçoit des filets venus par anastomoses des nerfs plus ou moins éloignés. »

Nous voyons là une contradiction. Indépendamment de cela, nous avons cherché vainement dans le livre de M. Létiévant les raisons sur lesquelles il se base pour faire une pareille description. A-t-il vu les fibres nerveuses d'un rameau envahir le département voisin ? La description est une pure hypothèse ; aussi lui préférons-nous les faits positifs expérimentaux.

Nous trouvons ceux-ci dans un travail récent de MM. Arloing et Léon Tripier présenté l'année dernière à l'Institut.

Ces physiologistes ont observé sur les nerfs sensibles de la face, que la sensibilité du bout périphérique se liait invariablement avec l'existence de fibres dont les relations avec les centres trophiques et perceptifs n'avaient pas été interrompues par la section, comme ils l'avaient vu pour les nerfs de la main.

Ils ont pu s'assurer, à l'aide de la méthode Wallérienne, que les relations périphériques ont lieu avec les nerfs voisins d'un même côté et les nerfs homologues ou du côté opposé, à travers la ligne médiane.

Un autre point fort intéressant des recherches que nous résumons se rapporte à la sensibilité du bout périphérique des nerfs moteurs crâniens (facial et spinal). On se rappelle que M. Cl. Bernard a toujours rencontré la sensibilité récurrente dans le facial et le spinal du chien, mais que, chez le cheval et le lapin, cette sensibilité lui a paru quelquefois si obscure, qu'il a cru à son absence sur ces animaux. M. Chauveau avait confirmé les idées de M. Cl. Bernard en ce qui concerne les ruminants et les solipèdes. MM. Arloing et Tripier ont soumis cette question à un nouvel examen. Ils ont constaté que le facial et le spinal de ces animaux possèdent la sensibilité récurrente; seulement, pour la rencontrer d'une manière évidente, il faut se rapprocher de la périphérie. L'examen des nerfs voisins leur a démontré que les tubes récurrents du facial proviennent de la 5e paire.

On comprend l'importance de ce fait ; car il permet de ranger, sous la loi commune, des animaux qui semblaient faire exception, et de considérer la récurrence comme une propriété physiologique générale, au moins parmi les mammifères.

La discussion à laquelle nous venons de nous livrer a eu l'avantage de nous montrer les droits de la clinique et de la physiologie dans cette question du mécanisme de la transmission des impressions sensitives. On a vu que, si à la clinique revient l'honneur d'avoir attiré l'attention des savants sur les rapports des nerfs à la périphérie, comme l'a dit récemment M. Richet (*Comptes rendus*, 1875), il est incontestable que c'est la physiologie qui a fourni l'interprétation rationnelle des faits pathologiques à l'aide de démonstrations positives et expérimentales, ainsi que l'écrivait dernièrement M. Laborde dans la *Tribune médicale*.

Mais le but principal de ces considérations historiques et critiques était surtout de nous fixer sur ce mécanisme. Or, les faits cliniques et les expériences ont suffisamment prouvé :

1° Que l'influence des nerf sensitifs s'étend en dehors de leur zone de distribution dite anatomique ;

2° Que les zones de distribution de ces nerfs empiètent les unes sur les autres par des tubes nerveux dont quelques-uns s'arrêtent dans la zone, tandis que d'autres remontent plus ou moins haut dans les troncs voisins;

3° Que des fibres sensitives récurrentes peuvent remonter dans le tronc des nerfs moteurs ;

4° Que, par suite, une région donnée peut être reliée aux centres perceptifs par plusieurs troncs ou branches nerveuses;

5° Qu'il est souvent impossible d'isoler une région par la section d'un seul nerf.

Toutes ces conclusions sont fort utiles à la connaissance de la pathogénie et du traitement chirurgical des névralgies. Nous nous proposons de le faire ressortir dans les chapitres suivants.

PHYSIOLOGIE PATHOLOGIQUE

Consultez : Valleix (*Traité des névralgies*). — Axenfeld (*Traité des névroses*). — Romberg (*Lehrbuch der Nervenkrankheiten des Menschen*, 1843). —Descot (*Thèse de Paris*, 1822). — Bérard (*Dictionn. en* 30 *vol.*). — Schuh (*Abhandlungen aus dem gebicte der Chirurgie und Operationslehre*). — Wagner (*Arch. de Langenbeck*, 1867-68). - Rigal (*Thèse d'agrégation*, 1872). — Tillaux (*Thèse d'agrégation*, 1866); *Observat. de névralgies publiées dans divers recueils et thèses*).

La question de la pathogénie des névralgies est encore bien obscure; une foule d'inconnues surgissent à chaque pas et bien des faits observés ne peuvent être expliqués d'une façon complète et rationnelle: on comprend cependant facilement l'importance qu'il y aurait, au point de vue du traitement, à faire reposer l'interprétation clinique sur des données certaines. En dehors des névralgies traumatiques, beaucoup de chirurgiens pensent qu'il est préférable de ne pas intervenir; cependant tous ceux qui ont été témoins des souffrances horribles de certains malades atteints de névralgies dites fonctionnelles comprendront qu'on ne puisse rester inactif, quand la plupart des médications ordinaires auront échoué.

Je n'ai pas la prétention de réaliser ces *desiderata* de la science; je me bornerai à démontrer que bien des théories ne sont pas en mesure de répondre à ces exigences; que les théorèmes de Müller, par exemple, sur lesquels on s'est appuyé longtemps pour l'explication de ces faits cliniques, ne peuvent donner la raison de certaines particularités de cette affection; bien plus que quelques-uns sont impossibles à soutenir en se plaçant exclusivement sur le terrain de la physiologie.

L'hypothèse de l'origine centrale des névralgies avait semblé fournir en partie la solution de ce problème; mais comme le fait remarquer M. Axenfeld, dans son *Traité des névroses*, il est des faits qu'on ne peut encore comprendre. Soutenue par un de nos maîtres les plus éminents, cette théorie a été, je crois, trop généralisée; l'origine périphérique des névralgies nous semble plus légitime dans bon nombre de cas et, en nous appuyant sur les données physiologiques que nous venons d'exposer, nous pensons pouvoir fournir une interprétation rationnelle aux observations cliniques.

I. — La pensée d'attribuer aux névralgies une origine périphérique est loin d'être nouvelle; la plupart des pathologistes ont placé le siége de ces affections dans les troncs ou les rameaux des nerfs. Il était logique, en effet, d'admettre et les faits étaient là pour le prouver, qu'un traumatisme, une compression pouvait déterminer des phénomènes douloureux au même titre que l'expérimentation physiologique, avec les excitants chimiques ou physiologiques. On ne pouvait rattacher qu'à une lésion périphérique le cas cité par Jeffreys d'une névralgie trifaciale datant de quatorze ans et guérie instantanément par l'extraction d'un corps étranger; les faits de guérison subite après l'excision des nerfs venaient confirmer cette manière de voir. Aussi ces cas ne supportent-ils pas de contradiction; tout le monde s'accorde sur leur interprétation. De même et par réciprocité, on ne peut contester l'origine centrale de certaines formes de névralgies; quelques autopsies rares, mais très-confirmatives, sont venues prouver qu'il peut exister dans les centres nerveux des lésions capables d'engendrer des névralgies intenses; il n'est pas besoin d'ajouter qu'elles sont, à bon droit, les plus rebelles.

Sur ces points, l'accord est facile ; mais il n'en est plus de même pour l'explication de certains faits particuliers, de certains symptômes, tels que la dissémination des élancements douloureux et surtout les récidives après la névrotomie.

Pour rendre compte de ces phénomènes en apparence assez disparates, on avait imaginé certaines hypothèses qui n'avaient besoin pour être fondées que d'une interprétation plus exacte, basée sur des faits physiologiques inconnus à ce moment. Ainsi, M. Azam se demandait s'il ne s'était pas établi dans le moignon des anastomoses entre les extrémités renflées des nerfs coupés, anastomoses qui auraient fait communiquer les bouts du sciatique avec les nerfs de la peau émanés soit du crural, soit du sciatique lui-même. Il est vrai de dire qu'il penchait également vers l'interprétation suivante : l'irritation, transmise par le nerf sciatique à la moelle, aurait agi sur les origines du crural et le nerf, par une sorte d'irradiation passant par le centre, aurait ressenti dans ses extrémités la douleur transmise.

Lors de la discussion qui eut lieu au sein de la Société de Chirurgie, au sujet du mémoire de M. Paulet, M. Liégeois était porté à invoquer dans ces cas l'existence d'anastomoses, s'appuyant sur ce qu'à la paume de la main on trouve des filaments nerveux qui se confondent « certaines anastomoses dont nous ne nous rendons pas bien compte et l'on comprend jusqu'à un certain point que les réseaux périphériques transmettent la sensibilité. »

Liégeois rappelait, à ce propos, que Panizza, le premier, avait appelé l'attention sur le retour de l'influx nerveux par les anastomoses.

Déjà bien avant cette époque, Michel de Strasbourg (*Gaz. méd. de Strasbourg*, 1875), avait rappelé les lois de l'irradiation des sensations (sensations associées) pour expliquer l'insuccès de la névrotomie dans la névralgie trifaciale. « Cette association de sensations, disait-il, n'est jamais portée à un degré plus élevé que dans les névralgies... » ces irradiations sensitives ne seraient-elles pas le plus souvent la cause des récidives à la suite des sections nerveuses ? Supposez en effet qu'un malade ait subi la section du nerf dentaire inférieur ou du sous-orbitaire, ou de tout autre branche du trijumeau, ne pourra-t-il pas arriver qu'un autre rameau devienne, sous l'influence de l'action des agents extérieurs, le siége d'une douleur névralgique peu vive, dont le retentissement se fera ressentir énergiquement par association sur les premiers rameaux coupés ; et la douleur sera telle sur cet ancien trajet, qu'en absorbant l'attention du malade, le nouveau point de départ échappera aux interrogations du médecin.

On a voulu faire intervenir, pour l'explication de ces cas complexes, les phénomènes réflexes ; ainsi M. Gubler admet que l'inflammation d'un nerf moteur devient, à un moment donné, une cause excitatrice qui, se transmettant par l'intermédiaire des cellules nerveuses de la périphérie aux nerfs sensitifs, se transforme alors en sensation douloureuse : c'est ce qu'il propose d'appeler névralgie réflexe.

Cette théorie de M. le professeur Gubler pouvait être séduisante, au moment où son auteur l'émettait, mais elle n'est plus soutenable aujourd'hui, en présence des résultats acquis. Tout d'abord, l'épithète de réflexe est impropre pour qualifier ces phénomènes, et sur ce point nous nous rattachons complétement à la manière de voir de M. le professeur Vulpian, c'est qu'on ne détourne pas ce mot (réflexe) de son véritable sens. L'acte réflexe consiste essentiellement dans une contraction musculaire isolée ou associée, mais étrangère à la volonté, et provoquée par une excitation périphérique portant sur les nerfs sensitifs ; la moelle est donc seule en jeu.

En second lieu, dire que l'inflammation d'un nerf moteur excite les fibres nerveuses sensitives au point d'y provoquer des douleurs, c'est faire une hypothèse purement gratuite ; cette inflammation des nerfs moteurs (nous entendons des fibres motrices) à l'exclusion des fibres sensitives n'est pas en effet démontrée, et de plus nous avons vu qu'en ce qui concerne le facial, le spinal et les nerfs des membres (nerfs mixtes), il existe des fibres récurrentes sensitives qui doivent être, plus vraisemblablement, directement influencées.

Cette théorie de M. Gubler s'appuyait du reste sur une autre théorie tout aussi séduisante, mais que les physiologistes ont réduit à sa juste valeur. M. Vulpian lui a porté un premier coup dans ses leçons sur la Physiologie du système nerveux, et MM. Arloing et L. Tripier, en contrôlant les divers faits expérimentaux concluent ainsi (*Mém. à l'Acad. des sciences*) : « Il est un fait qui, suivant nous, réduit à néant toutes ces explications, le voici : lorsqu'on sectionne un nerf, le facial par exemple, après un certain temps l'irritation du bout périphérique ne provoque plus de contractions, ne fonctionne plus et s'il ne fonctionne plus, comment supposer que le cordon centripète (sensitif) soit influencé par son intermédiaire ? »

Ce dernier argument nous paraît irréfutable ; s'il y a encore de la sensibilité dans le bout périphérique, c'est que l'on excite des fibres récurrentes, fibres qui existent bien réellement comme nous l'avons dit plus haut.

A l'appui de ces recherches, je ne saurais moins faire que de citer le fait suivant que j'ai eu l'occasion d'observer moi-même, et qui confirme parfaitement ces données expérimentales.

Observation I (*Personnelle*). — Chez un jeune garçon de 18 ans, il était resté dans le bras droit un foyer de suppuration entretenu par une ostéite dont la première atteinte remontait à un an environ. Ce malade était d'une constitution lymphatique ; il avait eu pendant l'enfance une adénite suppurée des ganglions cervicaux, adénite dont les cicatrices étaient encore très-apparentes.

Pour remédier à cet état, on résolut de pratiquer l'évidement de l'os. Après chloroformisation, une incision portant sur le bord latéral externe du bras fut pratiquée sur une étendue de huit centimètres. Cette incision, faite après l'application du bandage d'Esmarch intéressa le nerf radial dans la gouttière de torsion ; ce nerf fut sectionné, comme le prouva ultérieurement une paralysie persistante des groupes musculaires sous la dépendance de ce tronc nerveux.

Je n'insiste pas sur divers détails étrangers à mon sujet; mais voici le fait intéressant dont je fus témoin.

Une hémorrhagie violente survint le cinquième jour pendant ma visite du soir; je fus obligé, ne trouvant pas de vaisseau important à lier, de pratiquer le tamponnement méthodique de la plaie; l'hémorrhagie s'arrêta. Pendant ces manœuvres de pansement, je touchai avec ma pince une partie flottante qui ressemblait à un morceau de tendon, d'aponévrose et que je tentai de retirer. Au même instant le malade poussa un cri de douleur en se plaignant de lancées extrêmement vives tout le long du bras et dans la main. Une minute après, je renouvelle l'épreuve; même douleur très-vive, mêmes lancées. Le malade me supplie de ne plus toucher à sa plaie. Je fus convaincu que j'avais pincé l'extrémité sectionnée du nerf radial et comme celle-ci était dans la partie tout à fait inférieure de la plaie, il était évident que j'excitais le bout périphérique.

J'ai perdu ce malade de vue trois mois après, la paralysie radiale était persistante.

Pour en revenir à la névralgie réflexe, quoique cette interprétation ne puisse se soutenir actuellement, il n'est pas moins vrai que M. Gubler, de même que beaucoup d'auteurs, soit avant, soit après lui, a cherché à substituer à l'opinion classique une théorie plus en harmonie avec certains faits cliniques. Il s'est surtout laissé guider par sa théorie sur la sensibilité récurrente; mais en dehors de cela, il n'est pas douteux qu'il a cherché à combler une lacune pathologique et à ce point de vue nous devons noter cette tendance à reporter à la périphérie l'application de la cause morbide.

En regard de ces interprétations qui faisaient jouer un rôle prépondérant aux ramifications terminales des nerfs, quelques auteurs avaient, il y a déjà longtemps, émis l'hypothèse que bien des névralgies étaient d'origine centrale.

Allnatt (*Med. Times and Gazette*, 1844) prétendait que la névralgie périphérique ne se montre jamais comme une maladie idiopathique primaire, mais que, indépendamment d'une affection organique, elle a sa source dans une irritation des centres ganglionnaires.

Reprise dans ces derniers temps, cette théorie a été soutenue principalement par Anstie, mais elle a trouvé récemment un défenseur des plus autorisés et des plus éminents dans la personne de M. le professeur Vulpian.

Beard, dans un article sur le traitement des névralgies par l'électricité (*The Practitioner*, septembre 1873), admet également que la névralgie est une maladie d'origine centrale. On ne peut cependant, dit-il, se refuser à admettre qu'il existe quelques névralgies d'origine périphérique.

Nous allons essayer de démontrer qu'elle ne peut cependant rendre compte de bien des particularités de cette affection, et nous exposerons les raisons, avec la citation des faits à l'appui, qui nous paraissent témoigner en faveur d'une origine périphérique. Voyons d'abord sur quelles données s'appuie cette théorie d'une origine centrale : Anstie admet que dans toutes les névralgies, il existe une lésion de la racine sensitive des nerfs dans son trajet intrà-spinal et du noyau gris qui est en connexion avec elle. Cette altération consisterait probablement dans la plupart des cas, dans une atrophie interstitielle tendant soit à la guérison, soit à l'établissement graduel d'une dégénération grise ou d'une atrophie jaune d'une portion considérable ou de la totalité de la racine postérieure et du commencement du tronc nerveux sensitif jusque dans le voisinage du ganglion.

Les arguments invoqués par Anstie sont tirés principalement de l'insuccès des résections nerveuses, de l'absence de toute lésion dans les nerfs réséqués, des rapports des névralgies avec les névroses héréditaires, et surtout de la similitude des névralgies spontanées avec les douleurs fulgurantes névralgiformes qu'on observe fréquemment chez les ataxiques.

Plusieurs de ces conclusions ne peuvent être admises sans contestation ; nous nous expliquerons plus loin sur la cause des récidives après la névrotomie ; mais pour ce qui a trait à l'absence de lésions, certains faits parlent en sens contraire de l'assertion d'Anstie. Ainsi Schuh a observé une dégénérescence des plus marquées sur le tronçon de nerf qu'il avait réséqué pour une névralgie sous-orbitaire ; une dégénérescence semblable a été trouvée dans un cas de névralgie de la partie externe de la jambe et du pied, pour laquelle M. Ollier pratiqua la résection de 3 cent. $^1/_3$ du nerf saphène externe ;

cet argument est du reste un peu spécieux, car il eût été difficile au regrettable auteur anglais de citer bien des observations où l'examen direct a pu être pratiqué. Quant à la comparaison qu'il établit entre les douleurs chez les ataxiques et celles de la névralgie, les faits de guérison rapide viennent prouver qu'il y a une lésion bien peu manifeste, dans certains cas, pour rétrocéder aussi subitement.

M. Vulpian est moins absolu dans ses conclusions, quoique ce soit au fond la même idée qu'il soutienne. Voici comment il explique sa proposition (page 4, Préface du traité de Weir Mitchell). « Je crois, dit-il, que dans un grand nombre de cas, l'altération qui cause ces affections siége vers les extrémités centrales des nerfs; le plus souvent peut-être dans la moelle épinière ou dans ses membranes. Et même dans les cas où la névralgie a évidemment pour cause première une lésion de la périphérie des nerfs, dans ceux par exemple, où une carie dentaire, une altération, soit du périoste alvéolo-dentaire, soit des os maxillaires eux-mêmes, etc..., ont donné naissance à l'affection douloureuse, on doit admettre, je pense, que souvent, peu de temps après le début de l'affection, il se produit, dans le centre nerveux, ou plus strictement pour les cas supposés, dans le noyau d'origine du nerf trijumeau, une modification morbide qui exalte à un haut degré l'excitabilité des éléments anatomiques de la substance grise. Cette exagération d'excitabilité peut s'étendre aux éléments de la substance grise les plus proches de ceux qui sont directement en rapport avec les fibres nerveuses dont les extrémités périphériques sont lésées.

L'excitation transmise par ces fibres à leur noyau d'origine se propage aux foyers d'origine circonvoisins; or, à cause de l'éréthisme morbide de ces foyers, la modification qu'elle y détermine se traduit par une douleur reportée par le sensorium à la périphérie des fibres qui naissent dans cet amas de substance grise; et c'est ainsi qu'on peut s'expliquer l'irradiation de la névralgie dentaire, par exemple, à toute la moitié correspondante de la face.

Cette théorie, qui repose sur des fondements sérieux et l'autorité des savants qui l'adoptent, est de nature à entraîner la conviction. Cependant elle ne permet pas d'interpréter d'une façon rationnelle certains détails que nous retrouvons fréquemment dans les observations, et elle ne peut s'accorder avec des faits de névrotomie que nous citons plus loin.

Par exemple, dans des cas de névralgie traumatique d'un doigt, il est difficile de comprendre que la douleur, partie d'un nerf collatéral et parvenue au cerveau, produise par sympathie, non point une névralgie du plexus brachial, mais une douleur circonscrite à l'extrémité du nerf collatéral voisin. Valleix cite des faits où la névralgie trifaciale se propageait aux nerfs cervicaux en suivant le nerf occipital; la névralgie cervico-occipitale s'étendait, au contraire, au nerf trifacial en suivant une marche inverse; dans des cas de névralgie trifaciale, on voyait les élancements douloureux qui se faisaient ressentir dans la branche ophthalmique et surtout dans le rameau frontal, contourner la tête pour aller retentir en dedans de l'apophyse mastoïde et à la partie supérieure du cou.

Ces faits, consignés par Valleix dans son *Traité des névralgies* sont assez intéressants pour qu'il me soit permis de résumer brièvement les suivants :

Observation II (*Valleix*). — B., âgée de 20 ans ; névralgie trifaciale, partant du sourcil gauche, se propageant vers la bosse pariétale, l'apophyse mastoïde, et gagnant la partie postérieure et inférieure du cou du même côté.

Il existe une douleur vive à la pression au niveau du trou sus-orbitaire, et immédiatement au-dessus du sourcil gauche, dans l'étendue d'un centimètre environ. Dans un point très-limité de l'extrémité externe du sourcil, on trouve également un point très-douloureux et un troisième derrière l'apophyse mastoïse, à l'insertion du trapèze. Lorsque l'on presse dans l'un de ces points, la douleur retentit dans les autres.

Observation III (*Méglin*, cité par *Valleix*). — Femme, âgée de 42 ans, prise de douleurs névralgiques à la suite d'un allaitement. Les douleurs venaient par accès périodiques irréguliers ; les attaques étaient subites comme un coup électrique et elles cessaient de la même manière ; dans l'intervalle des accès, elle était parfaitement libre. Les douleurs étaient lancinantes, déchirantes, pulsatives, presque insoutenables ; elles commençaient dans la première vertèbre cervicale, passaient par-dessus l'occiput et le vertex, se portaient sur l'os frontal, le nez, sur l'œil, la tempe et sur toute la partie gauche de la tête et de la face, de manière que les douleurs occupaient entièrement la moitié gauche de la tête, et que tout le côté droit demeurait libre et indolent.

Observation IV. (*Valleix*). — Un garçon de bureau, âgé de 52 ans, à la suite de fatigues ou de privations, fut pris de douleurs de tête, d'abord vagues et indéterminées. Peu à peu elles se sont accrues, et à l'examen il présente l'état suivant :

Lorsqu'on lui demande quel est le siége et la direction de ses douleurs, il indique d'abord la partie inférieure de l'oreille gauche, puis l'œil et le côté gauche du nez, de la bouche et de la mâchoire inférieure. Il ajoute que les élancements se portent du premier point vers les autres, et en suivant la direction qu'il indique, on voit qu'il veut désigner un passage direct et non le passage des douleurs sur le sommet de la tête. Mais quand on lui demande s'il éprouve des douleurs vers la bosse pariétale ; si ces douleurs viennent retentir dans ce point, après s'être élancées de la partie supérieure et postérieure du cou ; si enfin elles contournent le crâne et se propagent jusqu'à l'œil et à la bouche, il répond toujours affirmativement à ces questions. Il ajoute même que quelquefois les élancements, partis d'un point limité situé un peu en dehors des premières vertèbres cervicales, viennent retentir aux environs de la bosse pariétale sans s'étendre plus loin.

En exerçant la pression sur les points occupés par la douleur, on trouve une sensibilité vive au-dessous de l'occiput, un peu en dehors et à gauche des deux premières vertèbres cervicales ; elle s'étend en bas le long du ligament cervical, mais seulement du côté gauche, dans l'étendue de cinq ou six centimètres ; en dehors, elle descend plus bas et se porte jusque vers la réunion du tiers supérieur et du tiers moyen du bord postérieur du muscle sterno-cléido-mastoïdien. Il y a un peu de sensibilité à la pression sur l'apophyse mastoïde ; rien de semblable au niveau de la sortie du nerf facial et dans la conque de l'oreille. Un point douloureux existe un peu au-dessus de la bosse pariétale ; il a 4 ou 5 centimètres de diamètre. En ce moment, qui est un moment de calme, la pression ne détermine nulle douleur dans aucune partie de la face ; mais le malade affirme que, dansles accès, la sensibilité y est exaltée.

Observation V (*Valleix*). — Femme âgée de 20 ans, atteinte de névralgie, par suite d'habitation dans un appartement humide. La pression est douloureuse à l'occiput derrière l'apophyse mastoïde, sur le pariétal et au niveau du trou sus-orbitaire du côté gauche. Une douleur contusive permanente occupe toutes ces parties. Il existe en même temps des élancements très-violents, surtout vers l'oreille ; ils partent presque toujours de ce dernier point pour aller retentir, en contournant d'arrière en avant, la voûte du crâne, dans la tête, la face et l'œil du côté affecté.

Ces faits, dont on pourrait multiplier les citations, suffisent pour montrer que la théorie de l'origine centrale des névralgies ne répond pas à tout. Ils ne s'accordent guère, on en conviendra, avec une irritation morbide des noyaux d'origine, se propageant même aux points voisins. Les origines des nerfs, dans ces cas, sont assez distantes les unes des autres pour écarter l'idée de transmission ou d'extension de l'irritation. Ou il faudrait une irritation rayonnant sur un certain espace, sur une certaine étendue, et alors les excitations douloureuses ne pourraient être bornées à une seule branche, à un seul ramuscule nerveux, où l'inflammation est localisée, et il faut alors admettre une sorte d'excitation à distance sur les centres noyaux voisins, ce qui est au moins très-discutable.

Pour donner plus d'appui à cette hypothèse d'une origine centrale des névralgies, on s'est emparé des faits de section ou de résection nerveuse suivis de récidive ; les observations sont, malheureusement pour les patients, trop nombreuses, et on pourrait, partant de ces données, critiquer à bon droit les résultats de cette opération, en même temps qu'y trouver des arguments en faveur de cette opinion.

Les insuccès tiennent, d'après plusieurs chirurgiens, et M. Weir Mitchell est du nombre, à ce que le nerf est affecté dans une grande longueur, de telle sorte que la section laisse encore une partie du nerf lésé en communication avec les centres nerveux. Cette interprétation repose évidemment sur un point sujet à confusion ; les faits de Weir Mitchell sont, en grande partie, des cas non douteux de névrite portant, soit sur les gros troncs nerveux, soit sur leurs branches. Dès lors, rien d'étonnant à ce que l'auteur américain accuse les résections faites trop bas et explique ainsi la continuation de la maladie ou les récidives. Il ne faut pas oublier que la plupart de ses observations de névralgie reconnaissent pour cause un traumatisme ; or, l'inflammation du nerf est la règle dans ces cas. Au surplus, il en a donné lui-même la démonstration en montrant sur un fragment de nerf réséqué les lésions de la névrite. Dans les cas où cet état inflammatoire faisait défaut, la récidive s'explique par ce fait que le bout périphérique du nerf sectionné était encore en relation avec les centres par des anastomoses directes ou récurrentes : c'est du reste un point que nous discuterons tout à l'heure.

M. Faucon, dans un travail intéressant (thèse de Strasbourg), dit que la récidive part du point même de la section. Cette opinion, telle qu'elle est exprimée, est assez vague et ne s'appuie sur aucune donnée probante. Si, en effet, le processus de cicatrisation du bout central du nerf sectionné devait entrer en ligne de compte pour expliquer les récidives, on ne voit pas pourquoi toutes les sections nerveuses pratiquées dans les cas de névralgies n'auraient pas été suivies d'insuccès. Il y a plus ; l'extrémité du bout central d'un nerf sectionné peut subir des modifications importantes sans déterminer pour cela de réaction du côté des centres nerveux ; ainsi, les névromes qui se développent dans le moignon d'amputation sont loin d'être toujours douloureux.

Je ne m'étendrai pas sur l'opinion formulée par M. Manzior (thèse de Strasbourg 1865), qui dit que ce sont les centres qui envoient les sensations douloureuses à la périphérie ; cet auteur regarde comme un fait très-probant que, chez les anémiques, la résection du nerf atteint de névralgie procure une guérison momentanée, mais qu'on voit bientôt réapparaître la douleur, soit sur un autre rameau, soit sur un autre point du corps. Ces faits-là sortent du cadre des névralgies dont nous nous occupons ; on ne peut en effet assimiler les névralgies survenant chez des sujets anémiques à celles qui reconnaissent pour cause une carie dentaire, une périostite, etc. Dans le premier cas, on comprend bien que les centres nerveux puissent être pris en premier lieu et même exclusivement, mais cela ne prouve pas qu'il doive en être de même pour les cas où le point de départ est manifestement d'origine périphérique. Les névralgies, dont parle M. Manzior, sont tout à fait assimilables à celles que l'on rencontre, par exemple chez les syphilitiques ; or, dans ces faits, il existe une diathèse, un état général qui prime tout et qui ne permet pas le moindre rapprochement.

On a dit enfin que les récidives tiendraient à ce qu'il peut encore rester, après la section, des voies de transmission par lesquelles l'excitabilité morbide du noyau central d'origine du nerf peut être mise en jeu. Mais si l'on admet qu'il puisse exister d'autres voies de transmission, il faut admettre qu'une région donnée peut être reliée aux centres perceptifs par plusieurs troncs ou branches nerveuses communiquant largement les unes avec les autres. C'est alors rentrer dans la donnée physiologique des anastomoses directes ou récurrentes et se ranger à notre opinion ; autrement il serait difficile de comprendre la persistance de l'excitation périphérique sur l'origine du nerf, puisque le tronc a été divisé.

Malgré tout, il est un point qui reste, même avec cette théorie, inexplicable ; je veux parler des névralgies à forme ascendante, consécutives à une section. La loi des sensations périphériques de Müller est en désaccord complet avec ces faits qui ne sont pas très-rares. Force est donc de recourir à une autre interprétation.

Les objections que nous venons de présenter ne sauraient certainement nous faire méconnaître l'influence de l'excitabilité soit primitive, soit secondaire des centres ; mais il nous est impossible d'admettre dans tous les cas de névralgie une lésion matérielle de ces centres et nous trouvons des preuves bien concluantes dans les cas de névralgies traumatiques d'origine périphérique. Nous ne nions pas les névralgies d'origine centrale, ce serait refuser de se rendre à l'évidence ; mais, d'un autre côté nous demandons qu'on ne localise pas dans les centres ce qui se trouve à la périphérie ; il faut seulement faire la part des cas, en se basant tout à la fois sur la nature de la cause et sur les phénomènes observés.

En résumant ces considérations générales, nous voyons que les dissidences d'interprétation portent surtout sur deux points: la dissémination des foyers ou des élancements douloureux et le mode d'extension de la névralgie. Si l'on veut bien se reporter à ce que nous disions au chapitre premier de la disposition et du trajet des fibres récurrentes, on comprendra facilement, je crois, les raisons qui nous font rejeter les théories précédentes dans la pathogénie de bien des cas. Avant d'exposer ces derniers, il est nécessaire de nous appesantir sur quelques faits généraux, bien connus des auteurs, et devenus pour ainsi dire classiques, mais qui n'ont pas toujours été compris de la même façon.

Un premier point difficile à résoudre est celui de connaître les limites précises, si tant est qu'elles existent, qui séparent la névrite de la névralgie proprement dite ; la cause originelle est souvent identique, l'organe affecté est commun, les différences symptomatiques sont souvent peu sensibles. C'est faute de pouvoir trancher cette question que Valleix définit la névralgie d'après ses caractères : une douleur plus ou moins violente, ayant son siége sur le trajet d'un nerf, disséminée par points circonscrits, véritables foyers douloureux, d'où partent, par intervalles variables, des élancements ou d'autres douleurs analogues, et dans lesquels la pression, convenablement exercée, est plus ou moins douloureuse.

Dans sa thèse d'agrégation, M. Rigal donne de la névralgie une définition qui ne s'écarte guère de la précédente, quoiqu'elle implique un sous-entendu sur une lésion possible du nerf: c'est une maladie du système nerveux caractérisée par des douleurs paroxystiques, rémittentes ou intermittentes, vives et soudaines dans leur apparition qui paraissent suivre exactement le trajet des troncs et des rameaux nerveux sensitifs, qui ne sont d'abord accompagnées d'aucun changement appréciable dans l'état des tissus et qui surviennent sans fièvre.

Il y a entre ces deux affections une relation que je crois plus intime et plus fréquente qu'on ne le suppose volontiers : en dehors des cas de névrite aiguë qui s'accompagnent de symptômes locaux et généraux avec fièvre, il est impossible, dans certaines circonstances, d'établir une différence tranchée. La douleur continue et sans paroxysmes est certainement un bon signe lorsqu'elle existe ; mais il n'est pas extrêmement rare d'observer de véritables névrites qui s'accompagnent de douleurs exacerbantes constituant positivement des accès. D'un autre côté, cette même douleur continue se voit aussi dans les névralgies d'origine intracrânienne ; il est vrai qu'il y a d'autres signes ; mais le phénomène spécial de la douleur ne peut pas être considéré comme pathognomonique de la névrite dans les formes subaiguës ou chroniques.

On a également avancé que, dans la névrite, le simple contact est impatiemment supporté et correspond au point du nerf enflammé ; mais il n'y a là rien de bien caractéristique, car, dans les névralgies, on trouve souvent un fait analogue : ainsi, dans la névralgie trifaciale, il est fréquent de voir un contact léger, le moindre frôlement, déterminer des douleurs atroces.

Il est un dernier caractère auquel nous reconnaissons la plus grande valeur ; toutefois il n'existe que dans les cas de névrite portant sur un nerf mixte, nous voulons parler de la paralysie musculaire qui survient souvent avec une rapidité surprenante. M. Lasègue, dans son mémoire des *Archives de médecine* (1864), avait pensé qu'il y avait lieu d'établir, pour la sciatique, deux formes distinctes, l'une névralgique purement, et l'autre inflammatoire, caractérisée par une altération du nerf. Dans un travail récent (*Arch. de méd.* 1875), notre collègue et ami Landouzy a repris l'étude de cette question et a démontré que la sciatique s'accompagnait fréquemment d'atrophie musculaire, à marche quelquefois assez rapide, et qu'il y avait lieu de distinguer des sciatiques-névralgies, et des sciatiques-névrites.

Ce signe cependant ne saurait s'appliquer aux nerfs purement sensitifs, et ce sont précisément ces derniers qui sont le plus souvent en cause. Ajoutons aussi qu'il n'est pas absolument constant, même pour les nerfs mixtes, et l'on peut avoir de vraies névrites sans atrophie ou paralysie consécutive : ainsi dans l'observation XXIII, il s'agissait positivement de névrite et cependant il n'existait qu'une diminution de la sensibilité musculaire, mais il n'y avait pas de paralysie absolue.

Envisagé d'une façon générale, ce caractère semblerait donc en quelque sorte pathognomonique de l'inflammation du nerf ; et cependant dans les névralgies dites fonctionnelles, regardées au moins commes telles, il n'est pas rare d'observer cette akinésie plus ou moins complète.

Les lésions anatomiques qn'on a reconnues dans les rares autopsies que l'on a eu l'occasion de pratiquer ont été trop variables, pour qu'on puisse en tirer, pour le moment, des arguments en faveur de telle ou telle opinion. En face de névralgies transitoires, de très-courte durée, il semble peu rationnel d'admettre une altération palpable, évidente, et cependant l'on comprenait si peu cette hyperesthésie douloureuse sans lésion du conducteur nerveux, qu'on se rattachait volontiers à l'idée d'une modification quelconque, plus ou moins prononcée, inappréciable à nos moyens d'investigation. Il est permis de supposer, comme le dit M. Rigal, qu'il y a toujours une lésion visible ou invisible portant directement sur la conformation de l'élément nerveux ou consistant en un trouble des échanges moléculaires qui se font entre cet élément et le liquide nourricier, ou constituée enfin par une de ces modifications très-positives, quoique inconnues en elles-mêmes, dont on trouve les analogues dans l'aimantation du fer doux, les mutations isomériques, etc.

Weir Mitchell, dans son *Traité des lésions des nerfs*, dit que la congestion des nerfs se présente fréquemment et beaucoup de maladies dites fonctionnelles sont liées à cet état pathologique. Il est difficile d'affirmer ou d'infirmer cette proposition, mais dans des recherches que cet auteur a faites sur lui-même, il a pu noter une foule de symptômes qui peuvent se concilier avec ceux de la névralgie. Ainsi, après la congélation du nerf cubital au moyen de glace appliquée sur le coude, il a pu constater que le nerf reste douloureux dans la région du coude, à quelque distance au-dessus et au-dessous de l'articulation ; Waller a, dans des expériences analogues, remarqué que le plexus brachial devient plus sensible, et après plusieurs heures ou plusieurs jours, il y a encore une hyperesthésie superficielle avec engourdissements, picotements.

Ces faits n'apportent pas une preuve irréfutable de la cause réelle des névralgies, et partant de l'existence manifeste d'une lésion périphérique ; ils offrent néanmoins des particularités intéressantes, si on les rapproche des examens microscopiques, comme dans les observations de Schuh et de M. Tripier. Les lésions correspondaient, en effet, à des degrés différents de la névrite ; comme les caractères cliniques sont assez peu distincts entre la névrite et la névralgie, on pourrait presque admettre seulement une différence de degrés, la névralgie n'étant qu'une expression atténuée de l'état inflammatoire du nerf. Cette hypothèse me paraît d'autant plus acceptable que la cause est souvent la même et que le même traitement réussit dans l'un et l'autre cas (névrite et névralgie rhumatismales). Au point de vue de la localisation il y aurait lieu d'établir une différence de siége, en ce sens, que dans la névrite proprement dite, l'agent morbide exercerait son action sur le tronc et les branches, tandis que pour les névralgies ou du moins pour ce qu'on est convenu de qualifier névralgies, surtout celles qu'on rapporte généralement au rhumatisme, ce seraient les extrémités terminales et les réseaux qui seraient particulièrement influencés.

Cette hypothèse d'une névrite périphérique ne préjuge en rien la question d'une altération secondaire des centres ; elle nous semble avoir l'avantage de n'être pas exclusive et de rendre compte d'une foule de cas observés. Assurément nous ne pouvons la donner que comme hypothèse, puisqu'il nous manque encore le contrôle de l'anatomie pathologique ; mais en présence d'autres théories, qui ne s'appuient pas plus que la nôtre sur ce genre de preuves, il est permis d'avancer une idée qui, mieux que tout autre, semble en accord avec les connaissances physiologiques et fournit l'interprétation de faits obscurs.

Les observations suivantes de Schuh montrent l'existence d'une névrite plus ou moins prononcée dans des cas de névralgie d'origine non traumatique.

Observation VI (*Schuh; Abhandlungen aus dem Gebiete der Chirurgie und Operationslehre*, 1867, VII). — Névralgie sous-orbitaire. Résection au-dessus de l'origine du nerf dentaire. Guérison.

A l'examen microscopique, on note que les tubes primitifs n'ont pas leur transparence normale. Myéline granuleuse. Cylindres avec fragments; noyaux abondants dans la gaîne de Schwan; noyaux semblables dans le tissu cellulaire interstitiel, consistant en sels de chaux et disparaissant par l'acide chlorhydrique. Il y a donc eu inflammation suivie d'une dégénérescence graisseuse considérable et de la calcification du contenu des tubes nerveux primitifs. Même résultat pour les nerfs dentaires.

Observation VII (*Schuh*). — Névralgie sous-orbitaire. Résection. Difficultés dans la recherche du trajet du nerf dans l'orbite. Guérison.

Douleurs continues dans l'avant-dernière molaire; ablation. La douleur gagne les dents voisines; on les enlève toutes sans soulagement. Quand on fut arrivé à la deuxième incisive, les douleurs se produisirent par attaques et élurent leur siége dans la joue. Section du sous-orbitaire.

A l'examen histologique, les tubes nerveux, en quelques points peu étendus, sont transformés en tubes cylindriques, remplis assez régulièrement par une masse granuleuse. Le tissu interstitiel était dans ces points trouble, finement granuleux, et sur le névrilème on voyait beaucoup d'amas pigmentaires jaune bruns, produits terminaux d'exsudats anciens.

Observation VIII (*Schuh*). — Les symptômes indiquaient que beaucoup de branches du trijumeau étaient atteintes. On pratiqua successivement la résection du sous-orbitaire, du dentaire inférieur et du dentaire postérieur dans la fosse sphéno-palatine (d'après la méthode de l'auteur). Disparition complète des douleurs pendant deux ans; puis récidive. Trou mentonnier douloureux. Les douleurs commencent en ce point et s'irradient vers la lèvre supérieure et le visage, sans que le malade pût indiquer son trajet d'une façon précise. Mais il était certain que la douleur ne s'irradiait jamais suivant le maxillaire inférieur, vers l'oreille ou la tempe. Légères contractions musculaires pendant l'attaque, mais pas de larmoiement ni de rougeur oculaire. Comme la douleur ne s'irradiait pas en arrière ni en haut, que cependant le trou mentonnier était sensible à la pression et que de là la douleur s'irradiait dans le domaine du sous-orbitaire, rien ne pouvait faire croire que la cicatrice nerveuse sur la branche montante du maxillaire inférieur fût redevenue conductrice ; il était plus probable que la partie périphérique du dentaire inférieur, malgré l'interruption de l'influence centrale, se nourrissait de nouveau convenablement et que son état morbide était ressenti par le cerveau par l'intermédiaire des fines anastomoses du sous-orbitaire.

Le succès de l'opération justifia cette opinion.

État moléculaire de la myéline peu avancé.

Observation IX (*Schuh*). — Névralgie du pouce. Résection de deux rameaux du médian. Récidive rapide.

L'examen microscopique montre une inflammation chronique du nerf. État moléculaire de la myéline.

Que l'on admette avec nous cette névrite périphérique ou qu'on s'en tienne à une cause indéterminée pour expliquer la névralgie, il faut rechercher maintenant comment se propage cette affection, par quelles voies se fait son extension d'un nerf affecté à un nerf voisin.

Je fais abstraction pour le moment de la nature intime de la maladie, telle que je viens de l'exposer et je m'en tiens au terme propre de névralgie.

Quel est d'abord le siége de la névralgie ?

Quel que soit le nerf affecté de névralgie, il est très-rare, au moins dans les névralgies dites fonctionnelles (c'est surtout celles que nous avons en vue ici) qu'il soit envahi dans sa totalité ; s'il en était autrement, toutes les parties du membre, de l'organe auxquelles se distribue ce tronc nerveux ressentiraient les atteintes de l'affection et chaque ramuscule, si ténu qu'il fût, deviendrait le siége de douleurs. On peut donc dire que, le plus ordinairement, les nerfs ne sont pas affectés dans toutes leurs fibres constitutives, mais seulement dans quelques-unes d'entre elles.

De même, la longueur affectée du nerf est variable; Valleix affirme avoir constaté, dans quelques cas, de la douleur sur toute l'étendue ; mais, d'une façon générale, les douleurs ne se manifestent que dans un espace circonscrit bien facile à délimiter et à isoler par la pression.

Ces points douloureux, dont cet auteur a fait une étude si attentive et si complète, sont soumis à des lois qu'il exprime ainsi :

Les points douloureux se trouvent placés dans quatre points principaux du trajet des différents nerfs :

1° Au point d'émergence d'un tronc nerveux ;

2° Dans les points où un filet nerveux traverse les muscles pour se rapprocher de la peau dans laquelle il vient se jeter ;

3° Dans les points où les rameaux terminaux d'un nerf viennent s'épuiser dans les téguments;

4° Dans un point qu'on pourrait rapprocher du premier et qui se trouve aux endroits où des troncs nerveux, par suite du trajet qu'ils ont à parcourir, deviennent très-superficiels.

Romberg, dans son Traité, dit n'avoir pas vu confirmées par les faits les assertions de Valleix, mais il se donne à lui-même un démenti par le détail de ses propres observations, où l'on peut noter l'existence de ces foyers douloureux ; les névralgies trifaciale et intercostale feraient seules exception. Aussi ne peut-on pas assigner à cette négation une trop grande importance, et sans exagérer la fixité de ces points, on doit reconnaître que dans la majorité des cas, ils sont facilement appréciables ; la pression à ce niveau détermine une douleur qui ne s'accuse pas dans l'intervalle, soit spontanément, soit même à la pression.

Valleix insiste avec beaucoup de détails sur les nécessités d'une exploration attentive, minutieuse ; ces points sont quelquefois extrêmement limités et si l'on n'a le soin de suivre avec l'extrémité du doigt toute l'étendue du nerf ou ses principales ramifications, on peut facilement les laisser passer inaperçus.

Il ne faut pas oublier non plus dans cet examen, comme Bassereau l'a constaté pour la névralgie intercostale, qu'il peut arriver qu'après avoir produit dans un point très-limité une douleur très-vive, la pression exercée au même endroit peu de temps après, n'ait plus le même résultat ; il suffit de laisser passer quelques instants pour que la douleur se reproduise avec la même intensité que la première fois. Notons encore que chez des sujets corpulents, à muscles volumineux, épais, la pression doit être plus forte, plus soutenue que chez des personnes maigres. On a du reste, dans la pression exercée sur le point correspondant du côté opposé, un terme de comparaison qui ne peut manquer d'éclairer le diagnostic (1).

(1) A ce propos, nous rappellerons que M. Abadie, vétérinaire à Nantes, a fait cette année à l'Association française une communication sur les points douloureux qui se montrent chez le cheval dans certaines formes de boiterie. Il existe la plus grande analogie entre ces points douloureux et ceux de Valleix. Ce qu'il y a surtout de remarquable dans ces cas, c'est la délimitation : la surface hyperesthésiée a ordinairement de 4 à 6 centimètres carrés et siége constamment dans les extrémités des membres, dans les points où la peau est immédiatement appliquée sur les os. Cet honorable praticien a noté des lieux d'élection tant sur les membres antérieurs que sur les membres postérieurs, de sorte qu'aujourd'hui, étant donnée une boiterie qui ne s'explique pas par une lésion du sabot ou de l'appareil locomoteur, au lieu de penser tout à fait gratuitement comme on le faisait avant lui à un *écart*, il recherche attentivement s'il existe ou non des points douloureux au niveau des parties qu'il regarde comme des lieux d'élection et dès que le doigt est appliqué sur un de ces points, immédiatement l'animal accuse une douleur très-vive, retire le membre, se cabre, et en comprimant de la même façon à la périphérie de la plaque douloureuse, l'animal reste absolument tranquille.

Dans son premier travail (Une forme de rhumatisme chez l'espèce chevaline) extrait du journal de médecine de l'Ouest, M. Abadie conclut de la façon suivante :

En résumé, je crois devoir conclure que parmi les boiteries des chevaux, il y en avait un grand nombre dont la véritable cause a été inconnue. Parmi ces dernières, il en est beaucoup qui, à l'aide de la douleur provoquée, peuvent être déterminées avec une exacte précision.

Cette douleur doit être rattachée *à la névralgie* ou peut-être quelque-

On peut se demander pourquoi un nerf affecté dans une ou plusieurs parties de son trajet n'est pas douloureux dans toute son étendue ? ceci revient à examiner comment et pourquoi il existe des points douloureux ?

Pour expliquer la présence de ces points, on ne voyait autrefois rien qui pût, dans la structure du nerf, rendre compte de cette localisation, en dehors de sa position superficielle, du passage des branches nerveuses à leurs points d'émergence au travers des conduits musculaires ou aponévrotiques. Spring les considère comme de simples hyperesthésies. Sandras et van Lair n'y voient aussi que le résultat d'une disposition anatomique : dans les points où un nerf sort d'un canal osseux, dans ceux où il change de direction en contournant un os, dans ceux enfin où il passe d'un tissu résistant et fixe sur un autre moins dense et plus mobile, ce nerf ne peut échapper à la pression et il la subit dans des conditions qui la rendent très-sensible.

En se basant sur ces simples données, il est aussi difficile d'expliquer l'absence de ces points dans certains cas bien déterminés; on pourrait, dit Axenfeld, s'attendre à les voir manquer lorsque les douleurs sont produites par une lésion du nerf près de son origine, ou dans la portion correspondante des centres nerveux. Eh bien ! la pathologie ne justifie pas toujours cette prévision, et Valleix a positivement constaté des points douloureux dans un cas où, d'après la théorie, ils sembleraient devoir manquer.

L'existence de ces points acquiert une valeur incontestable si l'on peut constater qu'ils correspondent bien aux troncs et aux branches atteints de névralgie. Il n'y a plus alors, si ce fait est prouvé, possibilité de se rattacher aux lois de sensation périphérique exposées dans les théorèmes de Müller. Comment, en effet, concilier l'endolorissement d'un nerf sur

fois à la *pérostite*. En tout cas, ces affections me *paraissent toujours devoir être rapportées à l'entité rhumatismale.*

Dans les cas de M. Abadie, il s'agit manifestement de troubles siégeant à la périphérie et portant sur un point limité du tégument externe. Parfois, on trouve un peu d'œdème limité et peut-être de chaleur, ce qui est tout à fait en rapport avec des phénomènes inflammatoires.

un point déterminé avec l'absence de douleurs dans tous les filets qui s'en détachent à ce niveau? Les auteurs, qui s'en tiennent aux lois du physiologiste allemand pour l'interprétation de ces faits, ont évidemment compris toute la valeur de l'objection; aussi est-ce pour cela peut-être que les uns nient positivement l'existence de ces points douloureux, que les autres cherchent à les expliquer par une disposition particulière ou par l'état des parties voisines.

Qu'on veuille bien examiner la loi de sensation périphérique, on verra qu'elle n'est pas applicable à tous les cas. Il est facile de s'en rendre compte en répétant sur soi-même une expérience fort simple et qu'on trouve relatée dans bien des auteurs: elle consiste à presser sur le nerf cubital dans la gouttière trochléenne; si l'on presse doucement, on fait naître un engourdissement, puis une douleur limitée exactement au niveau du point irrité; le doigt vient-il à appuyer davantage, à presser le nerf un peu plus fort, l'engourdissement a lieu à la périphérie, la douleur éclate dans le petit doigt, comme dans les cas de compression brusque ou de choc sur le coude.

En analysant ce fait avec attention, on verra qu'il établit des rapports étroits entre ce que nous a appris l'expérimentation physiologique et ce que l'on observe dans les faits cliniques.

Si l'on veut bien se rappeler la disposition des fibres récurrentes par rapport au tronc nerveux, leur situation superficielle, on comprendra qu'il n'est pas besoin de faire intervenir les *nervi nervorum* pour expliquer la sensation directe éprouvée dans la compression du nerf cubital. Ces fibres récurrentes ne se terminent pas dans les faisceaux nerveux, mais bien à différentes hauteurs dans les tissus avoisinants; dès lors on peut comprendre l'expérience précitée de la façon suivante:

La pression, d'abord modérée, s'exerce principalement sur ces fibres qui transmettent au cerveau par un trajet détourné (fibres récurrentes) la sensation locale; la pression devient plus forte, le tronc nerveux est à son tour influencé et reporte à la périphérie la sensation qu'il éprouve à son tour.

Si nous faisons maintenant l'application de ces premières données à certains cas de névralgies, on verra que les fibres récurrentes étant influencées par les agents morbides (quels qu'ils soient, sans rien préjuger ici de leur nature ou de leurs variétés) donneront une sensation purement locale à la pression. Comme leurs points de terminaison sont échelonnés à des distances variables, la pression dénoncera dans ces points isolés des foyers douloureux limités, soit sur les troncs, soit sur les branches nerveuses.

Cette interprétation paraîtra encore moins hypothétique si l'on veut bien remarquer que les fibres diminuent ou même disparaissent complétement au-dessus des points que Valleix a signalés comme étant les lieux d'élection pour les douleurs spontanées ou à la pression dans les névralgies.

Cette localisation des points douloureux a une raison anatomique et physiologique facile à saisir : pour ne prendre, par exemple, que les névralgies faciales, les fibres récurrentes s'arrêtent presque toutes au-dessous des troncs sus-orbitaire, sous-orbitaire et mentonnier. MM. Arloing et Tripier s'en sont assurés directement : ainsi, sur le nerf mentonnier du cheval, jamais ils n'ont trouvé de fibres dégénérées dans le bout central, lorsque la section avait porté sur le nerf au niveau même de sa sortie du canal dentaire. Ajoutons qu'en examinant l'extrémité du bout périphérique le plus voisin de la section, on ne trouvait pas de fibres intactes. Si donc les fibres récurrentes, très-nombreuses quelques centimètres plus bas, cessent tout à coup, il est clair qu'elles se sont épuisées dans les tissus voisins : névrilème, périoste ou tissu cutané, puisque jamais on ne les voit se terminer librement dans les faisceaux nerveux proprement dits, ou du moins les auteurs que nous citons n'ont jamais rencontré d'extrémités libres soit dans le bout central (dégénérées), soit dans le bout périphérique (saines).

Si, d'autre part, on considère que les anastomoses vasculaires se font surtout à la sortie des trous osseux, aponévrotiques ou musculaires, ou lorsqu'un filet nerveux passe des couches profondes dans les couches superficielles (réseau superficiel de la peau, réseau sous-cutané, sus et sous-aponévrotique), on comprendra facilement comment un agent morbide qui exerce son influence soit primitivement, soit secondairement sur l'appareil circulatoire, y déterminera des troubles localisés, surtout aux points où ce réseau sera le plus riche. D'après ces dispositions, on peut comprendre que les fibres atteintes en premier lieu puissent être tout d'abord, et à l'exclusion des autres les fibres récurrentes; l'évolution du processus continuant, les fibres directes seront ultérieurement atteintes.

Nous ne voulons pas nous aventurer trop loin sur ce terrain hypothétique, qui prête encore à quelques objections; mais cette explication paraît assez rationnelle pour les douleurs spontanées ou provoquées en des points fixes, et nous la donnons telle quelle en attendant qu'on en trouve une meilleure.

Le mode de propagation de la névralgie d'un point à un autre du trajet du nerf offre des particularités sur lesquelles nous devons nous arrêter un peu. Chaussier et quelques auteurs après lui avaient fait autant de variétés de névralgies qu'il existe de branches diverses atteintes dans la sphère de distribution d'un même nerf; cependant, en observant attentivement les faits, on verra qu'il y a là erreur évidente; plusieurs branches sont prises à la fois, mais on ne peut en inférer autant d'affections distinctes. Les cas où une seule branche est prise sont rares; le plus souvent il y en a deux ou trois, quand ce ne sont pas toutes les ramifications. Valleix a noté que le nombre des névralgies bornées à une seule branche est au nombre des névralgies plus étendues comme 2 est à 7, et il a soin d'ajouter qu'il est possible que cette proportion soit encore trop forte, car dans plusieurs cas fournis par les auteurs comme des exemples de névralgies frontale ou dentaire inférieures, rien ne prouve qu'on ait recherché avec soin la douleur ailleurs que dans le trajet des nerfs principalement affectés.

Nous ne voudrions pas nous appesantir trop sur chaque fait en détail; mais nous ne pouvons nous empêcher de faire remarquer que si l'on admet notre manière de voir, autrement dit, l'hypothèse d'une névrite portant sur les fibres terminales ou les réseaux superficiels, on s'explique très-bien comment plusieurs branches sont prises à la fois, puisqu'il est probable que la plupart communiquent plus ou moins entre elles par l'intermédiaire des fibres récurrentes.

Les douleurs suivent, a-t-on dit, le trajet des nerfs ; la question posée ainsi n'est pas absolument vraie, car souvent elles montent, descendent, se montrent dans plusieurs points distincts à la fois, ou suivent une fibre isolée : de la réunion de ces foyers douloureux on a constitué la propagation sur le trajet des nerfs ; mais ce n'est-là, suivant l'expression d'Axenfeld, qu'une ligne toute fictive et qui ne représente pas en réalité la disposition anatomique. Müller n'a pu aller à l'encontre de ces faits cliniques, et il voit lui-même une objection aux lois qu'il formulait sur la conductibilité isolée et la sensation périphérique : « J'ai vu, dit-il, une névralgie de la face qui commençait au vertex, traversait l'orbite et venait finir à la joue. Dans un autre cas, on pouvait soupçonner le nerf cubital tout aussi bien que le nerf radial, et cependant ni l'un et l'autre ne convenaient parfaitement aux phénomènes morbides. J'ai également rencontré une névralgie crurale que le médecin pouvait appeler une sciatique en se laissant aller aux idées ordinaires, mais qui n'en était certainement pas une aux yeux de l'anatomiste. D'un autre côté, j'ai vu une névralgie des nerfs facial et lingual dans laquelle les douleurs semblaient, sinon d'une façon constante, du moins fréquemment, prendre naissance au-dessous de l'oreille et se répandre en rayonnant dans la face : il leur arrivait souvent de marcher en sens inverse de la distribution anatomique et de se jeter de la face sur la langue. »

Les lois connues de la sensibilité normale, telle qu'on la comprenait autrefois, ne permettent pas d'expliquer ces faits. Valleix, en les signalant, dit qu'il faut toujours en reconnaître l'existence, qu'on les explique par les anastomoses ou par la source commune des branches nerveuses. Au moment où il énonçait ces raisons, on ne pouvait pas s'avancer davantage ; mais aujourd'hui, il est permis d'être plus rigoureux.

En nous appuyant sur les considérations physiologiques et cliniques, nous avons vu qu'il y avait lieu de chercher à la périphérie, dans les voies de communication directes et récurrentes, la source de cette diffusion des névralgies et la cause des récidives. En effet, nous avons montré plus haut que les points douloureux, échelonnés à différentes hauteurs sur le trajet des nerfs, étaient dus soit à la lésion des fibres récurrentes qui se terminaient en ce point, soit à la lésion simultanée des fibres récurrentes et des fibres directes du nerf. Pour l'extension de la névralgie du nerf primitivement atteint à un ou plusieurs nerfs voisins, la voie de transmission est reconnue : ce sont encore ces filets récurrents, qui sont d'autant plus nombreux et d'autant plus multipliés qu'on se rapproche davantage de la périphérie. Aussi est-ce surtout à la périphérie qu'on voit l'irradiation douloureuse plus fréquente et plus intense.

Valleix avait remarqué que la facilité avec laquelle a lieu cette propagation de la névralgie par voie de contiguïté n'est pas la même pour toutes les affections de ce genre ; elle est bien plus grande dans la névralgie trifaciale et cervico-occipitale que dans toutes les autres.

Ce fait s'explique naturellement si l'on se rappelle que nulle région n'offre un plexus nerveux plus richement doué que la face au point de vue de l'innervation en général, et en ce qui concerne les filets récurrents, rappelons que MM. Arloing et Léon Tripier ont montré que ces fibres existaient non-seulement entre les différentes branches d'un même côté de la face, mais encore entre celles qui se trouvent sur la ligne médiane d'un côté à l'autre.

Deux points principaux permettent de montrer que ces anastomoses récurrentes sont bien les voies d'extension de la névralgie, savoir : l'existence des foyers douloureux, la dissémination, sur des nerfs à origine éloignée, des élancements douloureux et enfin les faits de névrotomie.

Ces foyers douloureux, comme nous l'avons établi plus haut, sont en effet constitués, soit par l'irritation des filets récurrents isolément, soit par celle des filets récurrents et des fibres directes. L'influence déterminée par la pression sur la disparition ou la persistance de la douleur, permettra de décider s'il s'agit de la lésion des unes ou des autres, ou des deux à la fois. En effet, si en comprimant au-dessus du point douloureux la douleur disparaît, on est en droit d'admettre que la névralgie siége sur les deux ordres de fibres et en tout cas que ces fibres directes sont intéressées. Dans le cas où la douleur ne cesse pas par la pression, il faudra rechercher s'il existe d'autres foyers douloureux et vérifier alors si ce sont eux qui, au contraire, sont le point de départ de la névralgie. Admettons encore que le résultat de cette exploration soit négatif, il faudra chercher, dans les nerfs voisins, si la compression atténue ou efface la douleur ; dans ce cas, il est certain que la névralgie siége à la périphérie et que les fibres récurrentes sont principalement sinon exclusivement intéressées.

Ce fait est des plus saillants dans l'observation suivante que nous devons à l'obligeance du Dr Tripier.

Observation X. — Au commencement du mois d'octobre dernier, mon ami, M. Paul Magnien, chirurgien de l'Hôtel-Dieu de Saint-Étienne, m'adressa M. C..., qui souffre depuis cinq mois de douleurs névralgiques dans le bras gauche.

Il y a deux ans, ce malade, âgé de 39 ans, fit une chute de voiture et tomba sur le bras gauche ; gonflement énorme qui l'empêchait de plier l'avant-bras sur le bras. Cependant au bout de quinze jours, le gonflement avait beaucoup diminué et les mouvements commençaient à s'effectuer sans douleurs. Quinze jours plus tard, c'est-à-dire un mois après le premier accident, il fit une nouvelle chute dans les circonstances suivantes : Voulant rattraper des chiens qu'il tenait en laisse, il serait tombé tout de son long par terre le bras gauche étendu en avant. Impossibilité de fléchir l'avant-bras sur le bras. En même temps apparition d'une grosseur en arrière du coude. Le malade ne peut pas dire si cette tumeur était dure ou molle. Toujours est-il qu'on le mena presque immédiatement chez un rebouteur qui tira fortement sur la main en même temps qu'il chercha à fléchir l'avant-bras sur le bras. — Il se serait produit un craquement. Quoi qu'il en soit, au bout de quelques jours tout était rentré dans l'ordre.

Il y a cinq mois environ, sans cause appréciable, M. C... commença à ressentir des douleurs dans le petit doigt et dans la partie correspondante de l'annulaire de la main gauche. Ces douleurs ne sont pas continuelles, elles reviennent très-irrégulièrement. Parfois, il reste une heure ou deux sans les sentir; c'est, dit-il, lorsque son bras est échauffé, autrement dit, lorsqu'il fait des mouvements. Par contre, s'il ne s'en sert pas et surtout s'il le place derrière sa tête, les douleurs reviennent au point de le réveiller en sursaut la nuit. Il les compare à une sorte de crampe ; elles commencent souvent par une sorte de frémissement dans le muscle biceps ; ce dernier phénomène n'est pas constant. Du reste, cette espèce de frémissement n'est pas toujours suivi de sensation de crampes dans le petit doigt et l'annulaire; pas trace d'anciennes fractures, ce dont il est facile de s'assurer par la mensuration d'un côté à l'autre. Les os sont en place. Il n'y a pas non plus de signes d'arthrite. Toutefois, lorsque l'avant-bras est étendu, on aperçoit une dépression anormale au niveau de la gouttière du cubital, immédiatement au-dessus d'une ligne transversale passant par l'olécrâne. La peau n'est nullement adhérente, mais on dirait que les fibres les plus inférieures du faisceau interne du triceps manquent à ce niveau. Lorsqu'on fait fléchir l'avant-bras sur le bras, cette dépression disparaît.

Le nerf cubital n'est pas plus volumineux, mais il paraît moins mobile en ce point. En pressant sur lui-même énergiquement on n'éveille pas de douleur. Si l'on se place au-dessus de la dépression, on ne détermine pas de crampe. Celle-ci revient au contraire chaque fois qu'on comprime au-dessous.

Les piqûres sont plus vivement senties au niveau du petit doigt et de la moitié correspondante de l'annulaire que sur les autres doigts ou les autres points du côté opposé. Les deux pointes d'un compas ne sont perçues qu'à distance de 12 millimètres environ. Les muscles de l'avant-bras ne sont nullement atrophiés et se contractent énergiquement sous l'influence des courants induits de moyenne intensité (appareil de Gœffe au chlorure d'argent). Par contre, les muscles de l'éminence thénar (court-abducteur, court-fléchisseur et opposant) sont absolument atrophiés, et il est impossible de mettre en évidence leur sensibilité, même en tirant complétement le cylindre de la bobine.

État général excellent. Sujet très-vigoureux.

Comme pendant l'examen, M. C..., accusait la sensation de crampes, je cherchai immédiatement si la douleur diminuait en comprimant sur le médian et sur le radial à la partie inférieure du bras. Devinant le motif qui me poussait à faire cette recherche, il me dit immédiatement qu'il avait trouvé un point où en comprimant énergiquement il calmait ses douleurs. Quel ne fut pas mon étonnement en le voyant placer son index et son médius de l'autre main dans la gouttière radio-cubitale exactement, au niveau du muscle anconé. A coup sûr ce n'était pas la compression du filet se rendant à ce muscle qui calmait la douleur, car il est exclusivement musculaire. Je songeai alors à la branche postérieure du brachial interne; mais une compression, même énergique sur ce nerf, n'atténuait en rien la douleur. Restait le filet cutané brachial externe, branche du radial, qui, comme on sait, se dégage sur la face externe du bras, à trois ou quatre travers de doigt au-dessus du coude, entre le muscle long supinateur et le faisceau externe du triceps. Je comprimai donc énergiquement à ce niveau, et la douleur cessa subitement dans le petit doigt et la moitié correspondante de l'annulaire.

Comme ce malade n'avait employé jusqu'ici que des liniments ou des pommades calmantes, je lui conseillai l'emploi d'injections narcotiques et dans le cas d'insuccès, je lui faisais entrevoir le moyen de calmer ses douleurs sans toucher au nerf cubital. Pour cela, il suffisait de sectionner le filet cutané brachial externe, branche du radial, à son point d'émergence, ce qui n'aurait pas empêché de commencer l'électrisation méthodique de ses muscles de l'éminence thénar. Cette combinaison nous a semblé bien préférable à une opération portant sur le nerf cubital et qui aurait consisté à mettre à nu ce nerf dans la gouttière, à l'isoler, puis à en pratiquer très-probablement l'excision dans une certaine étendue, quitte à rapprocher plus ou moins les deux bouts au moyen de la suture; car, tout porte à croire qu'il existe dans ce cas une sclérose plus ou moins étendue. Cette dernière opération, à laquelle il n'est pas prouvé qu'on ne soit pas obligé de recourir dans un délai plus ou moins éloigné, si les douleurs revenaient, est à coup sûr beaucoup plus dangereuse par elle-même, surtout à cause du voisinage de l'articulation et en tant que résultats elle laisse certainement beaucoup de place au doute. Calmera-t-elle définitivement les douleurs ? Ce n'est pas prouvé, et si la continuité des deux bouts nerveux ne s'effectue pas, l'innervation des muscles est à jamais compromise.

En analysant cette intéressante observation, nous voyons la névralgie siéger sur le cubital et il suffit de la pression sur le filet cutané du brachial externe, branche du radial, pour faire cesser tout élancement, pour soulager instantanément le malade : assurément la cause est là et le doigt empêche la transmission d'un nerf à l'autre, transmission qui, nous le répétons, n'est possible, d'après les recherches de physiologie, que par les filets récurrents.

Si nous prenons, parmi les observations recueillies sans parti pris, bien avant la connaissance des premières recherches sur ce point de physiologie nerveuse, quelques-unes d'entre elles, nous verrons nettement décrite cette propagation à des nerfs dont l'origine se trouve cependant éloignée de celle du nerf primitivement atteint. Il est impossible, par exemple, dans les faits de Valleix que nous avons cités, de faire jouer un rôle actif à l'action des centres nerveux ; comment comprendre une névralgie s'étendant du trijumeau aux nerfs de la partie postérieure de la tête. L'irritation du foyer central serait bien irrégulière, dans ses déterminations, pour respecter au passage les filets d'origine du plexus cervical tout entier, etc. (*Voy.* ci-dessus, obs. de Valleix.)

La solution de cette question n'a pas seulement un but purement théorique ; le diagnostic précis du siége de l'affection permet d'établir ainsi très-sûrement des indications thérapeutiques et surtout opératoires. Les faits de névrotomie sont déjà nombreux, mais ils sont loin de témoigner sûrement en faveur d'une méthode qui a des avantages réels dans quelques cas. Nous discuterons tout à l'heure les applications que l'on doit en faire ; voyons, dès à présent, si les insuccès tiennent vraiment à ce que le mal était au-dessus de tout remède, à ce que la névralgie siégeait dans les centres nerveux.

Dans un grand nombre de cas, la section d'un nerf n'a pas arrêté les progrès du mal ; quelques jours de soulagement étaient donnés au malade et peu à peu les élancements revenaient, espacés d'abord, puis plus rapprochés ; la récidive enfin se montrait aussi intense qu'au début. Si l'on veut être conséquent avec la théorie de l'origine centrale, nous devrions voir une persistance de la douleur dans le bout du nerf qui reste en communication avec les centres (loi de sensation périphérique). Certains cas viennent tout à fait à l'appui de cette manière de voir, la névrotomie n'a arrêté les douleurs à aucun moment ; mais aussi il est fort à présumer qu'une recherche exacte des points douloureux eût fait reconnaître l'origine de la névralgie dans des fibres autres que le tronc sectionné, ou bien dans la partie du tronc voisine des centres, ou enfin même dans les centres.

On voit, par contre, dans les cas où la récidive a eu lieu, après avoir bien établi son point de départ, qu'en poursuivant la douleur à son foyer d'origine, d'une branche à l'autre, on a fini par éteindre le mal. Des sections même multiples ne triompheraient pas d'un foyer douloureux siégeant dans le centre médullaire.

A l'appui de ces faits, nous citerons encore quelques observations recueillies dans divers auteurs; Schuh en a rassemblé un très-grand nombre dans son ouvrage. On verra, par l'examen de celles que nous avons publiées plus haut et de celles qui suivent, la part que l'on doit faire à l'origine périphérique, surtout quand on voudra s'attacher à un traitement opératoire.

Observation XI (*Schuh*). — Homme de 49 ans, accès violents de névralgie faciale. Les douleurs occupent la paupière supérieure droite et la partie droite du front, de là rayonnent vers la joue droite jusqu'à la tempe, dans la moitié droite du nez jusqu'à la ligne médiane de la lèvre supérieure; elles gagnent aussi les deux molaires supérieures droites et la canine du même côté; en un mot cet homme présente tous les caractères d'une névralgie occupant la zone de distribution du sus-orbitaire (rameaux frontaux ou palbébraux) et du sous-orbitaire.

Les attaques commençant au niveau des dernières ramifications du nerf frontal et la douleur ayant son maximum au niveau du trou sus-orbitaire, on pratiqua la résection du sus-orbitaire.

Aussitôt après l'opération, les douleurs cessèrent, mais vers le soir elles disparurent; seulement le point d'origine était un peu plus profond. Le lendemain les attaques prirent naissance dans la lèvre supérieure, au voisinage de l'aile du nez, et s'irradièrent seulement dans la zone de distribution du sous-orbitaire. Peu à peu la douleur disparaît complétement.

Il est vraisemblable, dans ce cas, que la recherche exacte des foyers douloureux eût fait découvrir une atténuation sensible des douleurs par la pression sur le sous-orbitaire, et que l'opération aurait pu être conduite dans ce sens. La disposition des anastomoses entre ce nerf et le sus-orbitaire suffit pour expliquer d'une part la persistance des douleurs après l'opération, et d'autre part la cessation qui eut lieu quelque temps après. En effet, ces deux nerfs s'envoient mutuellement des fibres récurrentes; pour ne prendre que celles qui du sus-orbitaire gagnent le sous-orbitaire, on remarque que ces fibres suivent à peu près la distribution des fibres du sous-orbitaire avec lesquelles elles s'anastomosent. Dès lors, en admettant que l'agent morbide manifestât son action sur la périphérie, on comprend d'une part que la section du sus-orbitaire ait interrompu leur communication avec les centres, et d'autre part que, vu les anastomoses de ces fibres avec celles du sous-orbitaire, ces dernières aient pu rester encore sensibles. Dans tous les cas, si la névralgie eût persisté, la section du sous-orbitaire était parfaitement légitimée.

La localisation bien exacte des foyers originels de la douleur permet d'agir avec plus de certitude dans le choix du tronc nerveux à sectionner, et c'est en partant *à priori* de ce principe qu'on a pu réussir dans un grand nombre de cas. Nous empruntons à Morton les deux faits suivants qui témoignent de cette recherche précise du point douloureux et de l'application heureuse du traitement opératoire.

Observation XII (*Th. Morton; American Journal of the med. sciences*).— Mme S. S..., âgée de 61 ans, née en Angleterre, a été atteinte pour la première fois de névralgie faciale en 1834. Jusqu'en 1854, il y eut des périodes alternatives de paroxysmes excessivement douloureux et de rémissions plus ou moins complètes. A cette époque, on fit l'extraction de toutes les dents de la mâchoire supérieure ; pas de soulagement.

Quand je la vis pour la première fois en janvier 1871, la douleur occupait le côté gauche de la face, toujours localisée comme point d'origine à l'émergence du nerf sous-orbitaire et s'irradiant de là dans la face et la tête. En ce point, le nerf était excessivement sensible, et la moindre pression déterminait une douleur intense.

Résection d'environ un pouce et quart du nerf sous-orbitaire. En six semaines la plaie fut cicatrisée.

Immédiatement après l'opération, cessation absolue des douleurs ; anesthésie du côté gauche de la face.

En août 1873 (deux ans et demi après l'opération), la malade n'avait plus la moindre douleur.

Il y avait aussi « restauration complète de la sensibilité, » du côté où le nerf avait été excisé.

Un an après l'opération, au lieu de l'anesthésie, il ne restait qu'un peu d'engourdissement qui disparut peu à peu, et la sensibilité reparut intacte.

Observation XIII (*Thomas G. Morton ; American Journal of med. sciences*, octobre, 1873). — E. L..., âgé de 60 ans, résidant dans le Maine, me fut adressé par le Dr Isaac Ray vers le mois d'avril 1870. Ce malade souffrait depuis 15 ans d'une névralgie atroce du côté gauche de la face : tous les moyens usuels avaient été employés sans amener aucun soulagement.

Il était affaibli, souffrait d'un catarrhe bronchique, avait les digestions mauvaises ; il usait constamment des stimulants alcooliques et de l'opium pour apporter un peu de répit aux douleurs excessives qu'il était obligé d'endurer.

La névralgie était localisée surtout sur les branches du nerf sous-orbitaire, et la moindre pression sur le point d'émergence de ce nerf à la face déterminait un élancement atroce.

L'excision du tronc de ce nerf fut proposée et l'opération faite en mai 1870. Un pouce du nerf fut réséqué, en portant la section aussi loin que possible.

Consécutivement, anesthésie de la face de ce côté, disparition totale de la névralgie. Après différentes complications pulmonaires, le malade sortit guéri complétement au mois de juillet suivant.

En mars 1871, et plus tard en janvier 1873, le frère du malade annonçait qu'il n'y avait pas de perte de la sensibilité par suite de l'opération et que la névralgie n'avait pas reparu.

Observation XIV (*Schuh*). — Névralgie du dentaire inférieur, résection du dentaire inférieur et du mentonnier, guérison. — Point de départ dans le nerf mentonnier droit. La douleur s'étend de là vers l'oreille, la tempe, en suivant le maxillaire inférieur. Crampes réflexes et provoquées par la pression sur la face interne de la branche montante du maxillaire inférieur dans la région de l'apophyse, quelquefois aussi sur le trou mentonnier, par un léger frottement de la muqueuse près de la gencive du maxillaire inférieur.

Observation XV (*Michel*, cité par Goux, *thèse de Strasbourg*). — Femme de 56 ans, atteinte de névralgie faciale droite. Le départ de la douleur est un point localisé à la langue et à la lèvre inférieure, d'où irradiation à toute la moitié de la face. Section du lingual. Quatre jours après, un point de départ au voisinage du bord antérieur du masséter. Section du buccal. Trois jours après, nouveau point douloureux vers la commissure des lèvres, mais plus rapproché de la mâchoire inférieure. On coupe le dentaire inférieur au sortir du canal dentaire. Guérison persistante.

Observation XVI (*Michel ; Gaz. méd. de Strasbourg*, 1857). — Homme de 45 ans, atteint d'une névralgie trifaciale droite, datant de 18 ans ; les accès étaient si intenses et si fréquents qu'il n'avait de repos ni jour ni nuit.

Il avait épuisé, sans succès, les narcotiques, les solanées vireuses, le quinquina, les vésicatoires, voire même les eaux thermales et l'électricité ; on lui avait enlevé également un certain nombre de dents.

Le principal point de départ de cette névralgie avait pour siége le dentaire inférieur ; puis venaient le buccal et le sous-orbitaire. De ces diverses origines s'élevait, au dire du malade, une traînée de feu qui gagnait le cerveau et se répandait dans toute la face et parfois donnait lieu à quelques légers *retentissements au cou et à la partie postérieure de la tête.* Ces accès de quelques instants s'accompagnaient de contraction convulsive des muscles de la face et de la mâchoire inférieure.

Si le diagnostic de la nature de la maladie n'offrait aucune difficulté, il n'en était pas de même quand il s'agissait de savoir si l'on avait affaire à une névralgie généralisée du trijumeau ou bien à une névralgie localisée comme point de départ sur l'une ou plusieurs de ses branches, et se généralisant ensuite par des irradiations associées. On comprend l'importance d'une telle précision. Car en admettant la première hypothèse, il devenait évident qu'on devait recourir à la section de toutes les branches périphériques du trijumeau ; dans le second cas, au contraire, la section seule des principaux rameaux malades suffisaient.

C'est à cette dernière suppositition que nous nous arrêtâmes en nous basant sur la réalité des points de départ indiqués par le malade. En conséquence nous lui proposâmes la résection en une seule séance du sous-orbitaire, du dentaire inférieur et du buccal.

Le malade, à la suite de ces trois sections, n'éprouva que quelques légères douleurs pendant les deux ou trois premiers jours ; la guérison fut radicale pendant les trois mois suivants.

A partir de cette époque, récidive intense. La douleur commençait le plus souvent par le côté droit de la langue, pour se répandre ensuite dans toute la face ; le malade indiqua également comme point de départ le rameau malaire. La section du malaire et la résection du lingual furent pratiquées sur une longueur de 2 centimètres.

Pendant les premiers jours qui suivirent cette opération, le patient éprouva encore quelques douleurs névralgiques, mais depuis la guérison est complète.

Observation XVII (*Schuh*). — Rèsection des nerfs zygomatique, sous-orbitaire, alvéolaire supérieur et dentaire inférieur pour amener la guérison d'une névralgie faciale, — Douleur limitée autrefois au niveau de l'apophyse zygomatique, s'étendant aujourd'hui vers la tempe, la mâchoire inférieure et le nez. Il est impossible de dire avec certitude de quel nerf provient la douleur, puisqu'aucun point n'est douloureux à la pression et que les dires de la malade sont très-contradictoires; mais comme primitivement la douleur semblait provenir de la place où les rameaux zygomatiques s'anastomosent avec ceux du sous-orbitaire, que l'oreille est très-prise, on pratique la résection du zygomatique.

Le soir et le lendemain les douleurs reparaissent et deviennent dn plus en plus intenses ; elles s'accusaient surtout au niveau de la branche ascendante du maxillaire inférieur. Emploi sans résultat du sulfate de quinine à hautes doses. Un peu plus tard, la zone malade était très-étendue et le sous-orbitaire, le dentaire postérieur et supérieur et le dentaire inférieur étaient pris. Résection du sous-orbitaire.

Nouvelle récidive. Section de l'alvéolaire supérieur et résection du dentaire inférieur. Guérison complète.

Observation XVIII (*Schuh*). — Femme de 45 ans. Il y a deux ans, violente odontalgie limitée à la deuxième molaire supérieure cariée. Avulsion de la dent. Apparition d'une nouvelle douleur partant de la lèvre supérieure et atteignant les autres dents. Avulsion de deux dents voisines sans résultat.

Quand elle vient à la clinique, la douleur s'étend de la lèvre supérieure sur la joue, jusqu'à l'oreille et au cuir chevelu. On ne trouve que deux points douloureux constants : point d'émergence du nerf sous-orbitaire à la face et le point situé en haut et derrière la dernière molaire supérieure.

Résection du nerf sous-orbitaire, avant qu'il donne les deux nerfs dentaires supérieur et antérieur.

Disparition de la douleur après l'opération.

Pendant dix mois, la phonation et la mastication provoquaient des douleurs très-légères qui devinrent bientôt continuelles et arrivèrent à empêcher l'ouverture de la bouche de la façon la plus complète. Amaigrissement du côté droit. La douleur, partant de la cavité buccale en arrière et à droite, s'étendait en diminuant dans les parties molles de la moitié inférieure de la joue jusqu'à la commissure labiale. On porte le diagnostic de névralgie du nerf dentaire supérieur et postérieur. Le nerf dentaire fut sectionné

Disparition complète de la douleur et guérison définitive.

Dans ces diverses observations, l'examen clinique faisait prévoir l'extension par les anastomoses récurrentes nombreuses entre ces nerfs ; le fait est démontré par la persistance des douleurs dans les parties où se rendaient les branches non sectionnées et leur disparition après la section de ces mêmes branches. Peut-être pour quelques-uns de ces cas (observations de Michel) eût-on pu découvrir par un examen attentif le point d'origine et atteindre plus directement la source de l'affection ; mais il faut aussi tenir compte de la difficulté d'obtenir des réponses précises chez des sujets abattus par une douleur de longue durée et d'intensité extraordinaire. Quoi qu'il en soit, les heureux résultats obtenus montrent le parti que l'on peut tirer des sections associées, et, en dehors des preuves qu'elles apportent à notre théorie, elles sont, au point de vue thérapeutique, fort instructives.

Il est bon de faire remarquer que Schuh, rapportant ces diverses opérations, avant la publication des travaux d'Arloing et Tripier sur la sensibilité récurrente, avait été conduit à formuler des règles pour la névrotomie et à donner des interprétations judicieuses et rationnelles. « La résection des nerfs, dit-il, aura un résultat satisfaisant, même quand le mal est à une profondeur que le bistouri n'atteindrait pas; seulement il faut alors réséquer toutes les branches du rameau malade, situées en deçà du point atteint, couper ainsi tous les moyens de perception du tronc nerveux situé plus au centre et supprimer toute communication.

Nous reproduisons les deux observations suivantes, bien qu'il s'agisse de névralgie traumatique ; elles montrent combien les indications de l'opération peuvent devenir précises, quand les phénomènes ont été nettement observés.

Observation XIX (*Tripier*). — Mademoiselle B., femme de chambre, âgée de 18 ans. Il y a 15 mois, comme elle enfonçait le bouchon d'une petite bouteille, le goulot s'est brisé et l'un des éclats lui a fait une blessure assez profonde à la paume de la main droite (partie moyenne à peu près à égale distance du pli moyen et du pli supérieur). Légère hémorrhagie qui se serait arrêtée d'elle-même. Au bout de quelques jours, la plaie qui se cicatrisait lentement commença à devenir douloureuse. Les douleurs avaient le caractère de piqûres, de lancées ; mais elles étaient toujours localisées dans le point même de la blessure. Ce n'est que plus tard, après que la plaie fut complétement cicatrisée, qu'elles commencèrent à irradier vers la partie inférieure de la main. Lorsque je vis cette malade pour la première fois, dans le courant de l'année dernière, ces douleurs avaient de plus en plus de la tendance à descendre, et déjà la malade indiquait le bord interne de l'annulaire comme étant le lieu d'élection. A quelques temps de là, je pus constater que, relativement localisées à la face palmaire, elles semblaient de plus en plus s'accuser à la face dorsale. En comprimant sur la cicatrice on réveillait immédiatement une sensation de fourmillement, de piqûre. Cependant il ne paraissait pas être resté de corps étrangers. Les pressions au-dessous étaient à peu près suivies du même résultat, cependant il fallait agir beaucoup plus fortement. Comprimait-on au-dessus, ou encore sur le tronc même du nerf médian au-dessus du ligament annulaire du corps, il n'y avait pas d'atténuation. C'est alors que nous cherchâmes si la compression du collatéral dorsal interne du médian à la racine de ce doigt serait plus efficace. Or, à différentes reprises, il nous fut permis de constater sinon une disparition complète de la douleur, du moins une atténuation marquée. Comme les pressions exercées dans la paume de la main au-dessous de la cicatrice produisaient un effet moins marqué qu'au niveau de la cicatrice même, je supposais que cette différence pouvait bien tenir à la présence d'un petit éclat de verre resté dans la cicatrice, et avant de recourir à la section du collatéral dorsal interne du médian, je proposais d'inciser la cicatrice et de chercher s'il n'existait pas de corps étranger. Malheureusement, il ne m'a pas été donné de revoir cette jeune fille, qui a quitté Lyon depuis cinq mois et se trouve actuellement à Genève.

Sans vouloir anticiper sur le résultat que doit donner l'opération, en admettant qu'on fasse la section du collatéral dorsal interne du médian, on nous accordera que le seul point de l'atténuation de la douleur par les pressions exercées sur ce filet nerveux est en faveur de la section s'il est démontré qu'il n'y a plus de corps étranger dans la cicatrice résultant de l'accident. Cette opération, à supposer qu'elle ne suffise pas, n'est pas grave par elle-même et n'entraîne pas de suites déplorables après elle, puisqu'il s'agit seulement d'une atténuation insignifiante de la sensibilité. Cette considération est d'autant plus importante que l'extraction de la cicatrice ou la section au-dessus seraient deux opérations autrement dangereuses dans cette région et ne donneraient certainement pas autant de garanties au point de vue du résultat définitif.

Observation (*Schuh*). — Malade de 39 ans, qui après avoir donné un violent coup de poing, fut pris de douleurs et de gène des mouvements dans le pouce droit. Depuis ce moment, douleurs dans le pouce; la main s'amaigrit peu à peu.

Deux ans et demi après, il se présente à ma clinique; la main et l'avant-bras sont amaigris, le pouce fléchi. Température un peu élevée dans la cavité de la main. La mobilité de la main est gênée dans la flexion et l'extension. Mouvements des doigts gênés, quoique la sensibilité soit conservée.

Il se plaint de douleurs brûlantes qui commencent à l'éminence thénar, et qui s'étendent de là à la face palmaire et dorsale du pouce et s'irradient vers la main. Les douleurs empêchent le sommeil.

A la pression la douleur maximum se trouve sur le pouce, à la face dorsale, au voisinage de l'articulation métacarpo-phalangienne. Les narcotiques ne donnent lieu qu'à un soulagement passager. Au-dessus du pouce il n'y a aucun point douloureux.

Résection des deux rameaux que donne le médian au pouce, dans une étendue de 8 lignes.

Guérison rapide de la plaie.

Le surlendemain de l'opération, plus de douleurs.

Un mois et demi après, récidive ; les douleurs sont prédominantes à la pointe du doigt.

Dans un ordre d'idées un peu différent, les névralgies des moignons viennent témoigner en faveur de notre hypothèse; on a voulu faire, dans cette complication des amputations, une trop large part aux névromes résultant de la cicatrisation des extrémités nerveuses. Ces tumeurs sont bien rarement le véritable point de départ des accidents, et c'est pour cela qu'un grand nombre d'opérations dirigées dans ce sens ont échoué. Le plus souvent ces névralgies tiennent à une névrite vraie, dont on retrouve souvent les traces, quand l'examen des nerfs peut être pratiqué. Si cette névrite est isolée, ou porte sur un tronc unique, la névrotomie aura la plus grande chance d'arrêter les douleurs ; mais ce n'est pas ainsi que la chose se passe la plupart du temps ; l'inflammation propagée par les anastomoses récurrentes gagne les nerfs voisins, et il faut alors faire porter la section sur plusieurs nerfs. Il y a plus : dans certains cas rebelles, je crois qu'on peut admettre d'une façon rationnelle l'existence d'une névrite du réseau terminal des nerfs qui retentit alors dans tout le moignon et que la névrotomie d'une ou plusieurs branches ne suffit pas à éteindre. J'en trouve la preuve en dehors des raisons que j'ai fournies plus haut, dans le fait suivant que j'ai l'occasion d'observer en ce moment même dans le service de mon excellent maître, le professeur U. Trélat. Chez cet homme, diverses opérations importantes ont été pratiquées dans le but d'arrêter la névralgie, entre autrès la résection du sciatique et du saphène interne ; le soulagement n'a été que passager. Chez lui, le moindre attouchement du moignon réveille les douleurs, qui sont toujours reportées à la périphérie; bien plus, en pressant sur le trajet des nerfs sectionnés, au-dessous du point de section, on détermine une douleur descendante, du côté du moignon. Il nous paraît difficile de se refuser à voir dans ce fait autre chose que l'existence d'une névrite portant sur les réseaux superficiels et terminaux et propagée, étendue, d'un nerf à l'autre, par les anastomoses récurrentes. Aussi, chez ce malade, devra-t-on songer et peut-être aurait-on dû le faire il y a longtemps, à une révulsion directe, à la périphérie, avant de passer à une nouvelle opération; en attendant, le malade est soumis à tout hasard à un traitement antisyphilitique qui n'avait pas été suivi avec persistance, au dire du patient.

Observation XXI (personnelle). — Dondey, Pierre, âgé de 31 ans, scieur de long, né à Baissey (Haute-Marne), entre le 2 novembre 1875, à l'hôpital de la Charité, salle Saint-Jean, nº 11; service de M. le professeur Trélat.

Cet homme, qui a toujours joui d'une très-bonne santé, a eu, il y a six ans, la jambe gauche broyée par une pièce de bois (mai 1869). Transporté à l'hôpital de Dijon, il y subit l'amputation au lieu d'élection; une gangrène partielle des lambeaux, survenue le troisième jour, et des opérations ultérieures sur le moignon ne permettent pas de dire quel avait été le procédé employé (circulaire?). Quelques jours après cet accident, on constatait l'évolution d'un chancre syphilitique contracté auparavant et qui fut suivi des manifestations ordinaires.

Au vingt-huitième jour le malade s'était levé; il fit un faux mouvement en marchant, et à ce moment éclata la première douleur dans le moignon, qui, cependant, n'avait reçu aucun choc. Peu à peu, les douleurs, qui avaient apparu au niveau de la cicatrice, s'accrurent en durée et en intensité et le forcèrent à rentrer à l'hôpital.

Jamais de rhumatismes; jamais de névralgies antérieures.

Notons qu'un traitement hydrargyrique et ioduré avait été institué dès le début, contre sa syphilis; le traitement hydrargyrique n'a pas été suivi longtemps, au dire du malade.

En août 1869, extirpation de la cicatrice; soulagement pendant la période de suppuration de la plaie, récidive après.

En février 1870, section des tendons fléchisseurs de la cuisse;

puis successivement, à diverses époques, deuxième extirpation de la cicatrice, résection de l'extrémité du péroné, et enfin, en 1874, on pratique la résection (3 centimètres) du grand sciatique, à la partie inférieure de la cuisse. La névralgie ne cédant pas, six mois après résection de 3 centimètres du nerf saphène interne. Dans le courant de cette même année se montra une périostose du corps du fémur, et qui fut placée sous la dépendance de la syphilis et traitée comme telle.

Les douleurs, qui diminuèrent très-notablement tant qu'il y eut une plaie en suppuration, ont reparu aussi intenses immédiatement après. Divers moyens accessoires ont également complétement échoué (narcotiques, acupuncture, électropuncture).

État actuel : le malade, qui présente un état général parfait, est venu à Paris pour tenter quelque chose avant de se résoudre à l'amputation de la cuisse qui a été proposée.

Le moignon est fléchi sur la cuisse, sans qu'il soit possible de le mettre dans l'extension complète ; la cicatrice est irrégulière, ce qui tient aux diverses opérations pratiques. A la partie inféro-interne de la cuisse, à 0,06 de l'article, cicatrice non saillante de la section du saphène ; même cicatrice à la partie postérieure sur le trajet du sciatique, à 0,12 centimètres de l'articulation. Sur le côté interne de la rotule, une cicatrice, vestiges de l'ablation de la poche d'un hygroma, survenu depuis le port de son appareil.

Les douleurs spontanées sont peu fréquentes, quand le membre est au repos, dans le lit, et que rien ne presse dessus; mais la marche avec son pilon est devenue très-difficile ; toute la surface du moignon est le siége d'une hyperesthésie remarquable, qui s'étend à la partie interne de ce qui reste de la jambe ; le frôlement du doigt éveille des sensations de piqûres, et une pression un peu plus forte détermine des lancées au niveau de la cicatrice ; sur trois points principaux correspondant à la partie interne de l'extrémité du tibia, à l'extrémité du péroné et à la partie médiane et inférieure de la cicatrice, la pression est particulièrement douloureuse ; dès qu'on appuie le doigt, le malade ressent une douleur vive et le membre est agité de mouvements convulsifs, de trémulation. Notons que les douleurs ne dépassent pas la partie inférieure de la cuisse, correspondant au niveau des sections nerveuses ; très-rarement elles remontent plus haut, du côté de la fesse ; enfin, les douleurs spontanées sont plus fréquentes la nuit.

En pressant sur le trajet des deux nerfs réséqués, au-dessous de la cicatrice, on détermine des lancées douloureuses qui s'irradient vers le moignon, sans jamais remonter à la racine du membre; si l'on presse sur la cicatrice ou au-dessus, on n'obtient rien, à moins de presser très-fortement, et encore le malade n'accuse-t-il pas le même genre d'élancements ; c'est plutôt une sorte d'engourdissement, sans irradiations bien marquées.

Avant d'entreprendre quoi que ce soit, le malade a été de nouveau soumis au traitement mixte (sirop de Gibert, une cuillerée, et trois grammes iod. de pot.). Jusqu'à présent, dixième jour, aucun changement n'est survenu dans son état.

Observation XXII. (*Th. Morton; American Journal of med. sciences,* 1873.) — J. W..., manœuvre, âgé de 52 ans, entra en août 1870 à Pensylvania hospital, atteint d'une fracture comminutive du pied droit, pour laquelle on pratique immédiatement l'amputation de Pirogoff.

Quelque temps après apparut dans le moignon une névralgie fort douloureuse, avec élancements que le malade rapportait aux orteils.

Au mois d'août 1871, les douleurs étaient si intenses qu'il sollicita son admission pour une nouvelle amputation.

Les tissus de cicatrice étaient très-sensibles, mais le talon étant bien conformé, le moignon parfait et ne trouvant pas d'apparence de renflement cicatriciel des nerfs, je refusai d'amputer la jambe, mais je consentis à exciser le nerf tibial postérieur. Un pouce de ce nerf fut réséqué ; il y eut un soulagement immédiat assez marqué, mais pas complet et qui dura peu.

En décembre suivant, le malade revint à l'hôpital, et je n'excisai pas moins d'un pouce du nerf poplité externe. La guérison de la plaie fut rapide et la névralgie cessa complétement.

En résumant les considérations qui précèdent, nous arriverons à formuler les conclusions suivantes, faisant toutefois cette réserve qu'il ne faut pas être exclusif et qu'en donnant une interprétation nouvelle, nous ne cherchons pas à la généraliser et à l'appliquer indistinctement à tous les cas. Nous l'avons déjà dit et nous le répétons, le rôle des centres nerveux est prépondérant dans certains cas, mais il en est d'autres où leur action ne peut intervenir que d'une façon toute secondaire ; et par secondaire ici nous entendons surtout leur influence comme extension et diffusion des névralgies, comme source de la récidive dans les cas dont nous avons parlé.

1° L'hypothèse d'une origine centrale pour la pathogénie des névralgies n'est pas applicable à certains cas déterminés.

2° Les recherches de Magendie, Cl. Bernard, Chauveau, Arloing et Tripier, etc., ont démontré l'existence, le mode de distribution et le rôle physiologique, au point de vue de la sensibilité, des fibres récurrentes, dans les nerfs moteurs, les nerfs sensitifs et les nerfs mixtes.

3° Ces filets récurrents sont la voie de transmission et d'extension de bien des névralgies.

4° Cette origine périphérique est d'accord avec les lois de la physiologie et se trouve démontrée par les faits cliniques et par l'application raisonnée des divers modes de traitement.

5° Enfin il est probable, sans qu'on puisse encore l'affirmer d'une façon positive, en l'absence de preuves anatomo-pathologiques, que la névralgie fonctionnelle a fréquemment pour cause une névrite périphérique (filets et réseaux terminaux).

Au moment de mettre sous presse, je lis dans le *Chicago journal of nervous and mental diseases*, octobre 1875, un travail de M. Bannister, sur la névrite chronique subaiguë; cet auteur adopte une manière de voir qui diffère peu de nos conclusions.

TRAITEMENT.

Nous avons déjà parlé incidemment de la névrotomie dans les chapitres antérieurs ; nous nous étendrons donc peu sur le traitement : la première question qui se présente au chirurgien en face de ces névralgies intenses, paroxystiques, est celle de l'opportunité de l'intervention chirurgicale : en dehors des névralgies qui reconnaissent pour cause un traumatisme, quelle qu'en soit la nature, nous n'hésitons pas à conseiller tout d'abord l'abstention. *Ce n'est que lorsque le traitement médical institué d'une façon rationnelle aura échoué, qu'on sera autorisé à mettre en avant la névrotomie.* Nous voyons à cela plusieurs avantages : tout d'abord, la plupart des névralgies récentes guérissent ou sont atténuées de la sorte. Nous faisons allusion, bien entendu, à celles qui ne reconnaissent pas pour cause une altération des centres nerveux.

Ce n'est pas à dire qu'on ne doive pas traiter ainsi les névralgies d'origine centrale ; mais l'expérience a malheureusement prouvé que tous les agents thérapeutiques restent généralement impuissants en pareil cas. Le deuxième avantage, c'est de mieux fixer le diagnostic ; il est en effet souvent difficile de remonter à la cause

Comme exemples du premier cas nous citerons ceux dans lesquels les malades présentent les attributs de tel ou tel état diathésique : on met en avant soit l'intoxication palustre, soit la syphilis, soit le rhumatisme et la goutte, soit la chloro-anémie ou la scrofule, etc. Nous laissons à dessein de côté les névropathies générales, parce qu'on peut également faire rentrer les névralgies qui surviennent en pareille circonstance dans la classe de celles qui se rattachent à des troubles de nutrition ayant leur localisation première quelque part dans les centres nerveux ; non pas que nous les regardions toujours comme incurables ou qu'elles ne doivent être traitées, et avec succès parfois, au moyen d'un traitement général ; mais parce qu'il existe certains caractères qui permettent la plupart du temps de les reconnaître et par suite de ne pas les confondre avec celles qui nous occupent. Cette distinction, quelque subtile qu'elle puisse paraître, a son importance, parce qu'en principe nous ne voudrions pas qu'on proposât et surtout qu'on pratiquât la névrotomie pour les combattre. Non-seulement l'intervention chirurgicale est inutile en pareil cas, mais elle est peut-être nuisible, et au même titre que les opérations en général ; elle peut devenir dangereuse. Comme dit Otto Weber (1) : il ne faut pas que l'empirisme revête ici le manteau de la science. Si donc on a quelque raison de croire à un état diathésique, naturellement on formule un traitement en rapport avec cet état. Si l'on réussit, nous rentrons dans les cas, heureusement assez nombreux, qui sont justiciables d'un traitement médical. La névralgie récidive-t-elle, le traitement institué en premier lieu sert en quelque sorte de pierre de touche, et l'on réussit encore parfois : le mal disparaît pour toujours. Mais, dans la seconde hypothèse, c'est-à-dire quand le traitement médical a échoué, que doit-on faire ? Une personne se présente avec des signes de chloro-anémie ou de syphilis, par exemple, et l'on a de bonnes raisons pour attribuer la névralgie à l'un ou l'autre de ces états diathésiques ; si, après avoir institué un traitement approprié, on échoue, nous voudrions qu'avant de mettre en question l'intervention chirurgicale on cherchât si la névralgie ne tient pas à un autre état diathésique qui peut exister concomitamment ou dont elle est parfois la pre-

(1) *Handbuch der allgemeinen und speciellen Chirurgie* (article névrotomie).

mière manifestation. Les deux observations suivantes, qui nous ont été communiquées par M. Léon Tripier, montrent toute l'utilité de ce précepte :

Observation XXIII. — Mme P., âgée de 27 ans, domiciliée à Lyon et mariée depuis huit ans, a une petite fille de six ans très-bien portante. Il y a cinq ans, sans cause appréciable, elle a commencé à s'apercevoir d'une sorte de fatigue dans les doigts de la main droite (le pouce et l'index particulièrement); puis, elle a remarqué qu'elle était moins adroite, soit pour enfiler une aiguille, soit pour faire un travail de broderie. Enfin sont survenues des douleurs vagues dans le poignet et en suite dans l'avant-bras. Ces douleurs n'étaient pas continues ; elle les compare à une sorte de crampe avec engourdissement. Plus tard, elle a remarqué que les douleurs duraient moins longtemps, mais qu'elles étaient beaucoup plus vives (lancées avec sensation de brûlure). Elle ne sait pas d'où elles partaient, et de même elle ne peut pas préciser exactement leur trajet; cependant elle indique la face postéro-externe de la main et de l'avant-bras. Impossible de rien savoir de plus positif à cet égard. Sur ces entrefaites, elle a fait une maladie assez grave qui l'a forcée à garder le lit ou la chambre pendant cinq mois environ. D'après les renseignements fournis par elle, on a tout lieu de croire à une affection de l'utérus ou de ses annexes. Chose singulière, pendant tout ce temps, elle a moins souffert de son poignet, et dès qu'elle a été mieux les douleurs anciennes sont revenues. Elles avaient les mêmes caractères; toutefois, il s'y est joint bientôt un nouveau phénomène (affaiblissement avec contractions spasmodiques, toujours dans le pouce et l'index) qui l'engagea à aller consulter. On parla de rhumatisme musculaire, de crampe des écrivains, d'hystérie, de maladie de la moelle, et chacun institua une médication en rapport avec l'idée qu'il se faisait de la maladie. Notons cependant que, vu l'état de chloro-anémie dans lequel se trouvait la malade, tout le monde insista plus ou moins sur les amers, les ferrugineux et l'hydrothérapie.

Lorsqu'elle vint me consulter l'année dernière, elle présentait ces mêmes caractères au point de vue de l'état général. Ce qui l'inquiétait le plus, c'était son poignet : elle ressentait par moment à ce niveau des douleurs très-vives, qui s'irradiaient à la fois vers la partie supérieure du bras jusque dans l'aisselle et par en bas jusqu'à l'extrémité du pouce. Ces douleurs avaient plus spécialement le caractère de lancées ; elles étaient plus ou moins vives, restaient souvent plusieurs heures, quelquefois tout un jour sans revenir, mais s'accusaient plus nettement et revenaient plus souvent par les temps froids et humides. Elle croyait à une maladie du poignet et venait me demander de lui couper les nerfs malades. La simple inspection des parties constituantes, jointe à l'examen des mouvements me fit rejeter immédiatement toute idée d'arthrite ou d'ostéo-arthrite. Comme il n'y avait pas d'atrophie musculaire, je ne m'arrêtais pas tout d'abord à l'idée d'une névrite et je pensais à un commencement d'affection médullaire; ce qui me portait surtout à le croire, c'est qu'en examinant la sensibilité tactile, j'avais trouvé une différence manifeste d'un côté à l'autre en ce qui concerne la distance à laquelle les deux pointes du compas pouvaient être perçues. De plus, il y avait un peu d'affaiblissement de la sensibilité musculaire. Cependant, ne trouvant rien de plus probant à cet égard, je passai en revue les régions supérieure du dos, inférieure et latérale du cou, de l'aisselle, du bras et de l'avant-bras, sans relever aucune particularité. Je posai donc, provisoirement du moins, le diagnostic de névralgie. Quant au siége, rien de précis. Enfin, la douleur semblait suivre plutôt le trajet du radial que celui du cubital. Pas de point douloureux nettement accusé. La palpation ne réveillait pas les lancées. Il ne m'a jamais été donné de constater de la rougeur ou de l'œdème sur le trajet du radial (avant-bras, branche extérieure). Toutefois, lorsqu'on pressait comparativement à droite et à gauche sur ce nerf à la sortie de la gouttière de torsion, il y avait une sensibilité exagérée du côté malade. Rien de semblable pour le cubital et le médian le long du bras. Je cherchai immédiatement à m'orienter au point de vue de la cause, et c'est alors que j'appris ce qui a été dit plus haut. Comme personne n'avait parlé de névralgie rhumatismale et qu'on avait seulement prescrit des bains térébenthinés et des frictions avec le baume de Fioravanti en vue d'un rhumatisme musculaire (qui, soit dit en passant, avaient amené une amélioration passagère), je conseillai l'usage des alcalins et de la liqueur de Fowler ; je joignis à cela des frictions matin et soir avec une pommade à la vératrine.

La malade vint me revoir plusieurs fois sans qu'il me fût permis de constater une amélioration notable. Cependant, au bout d'un mois et demi environ, les douleurs commencèrent à s'amender, et la malade me dit qu'elle ne ressentait plus que rarement des lancées. Un peu plus tard, elle n'accusait plus que de l'engourdissement et, phénomène remarquable, dans l'index et le pouce seulement, comme au début. En même temps, la sensibilité tactile revenait ; seule, la sensibilité musculaire laissait toujours à désirer. A ce moment, la malade vint un jour dans mon cabinet accusant une douleur dans l'épaule, profondément. Pour lors, je me pris à douter, et l'idée de névrite primitive ou d'affection médullaire me revint à l'esprit. C'est à cette époque que j'eus l'occasion de montrer la malade à mon ami, M. le docteur Ch. Bouchard, qui repoussa formellement l'idée d'une lésion médullaire et posa le diagnostic de névrite portant sur le plexus brachial. Il fut d'avis d'interrompre, au moins provisoirement, l'usage de la liqueur de Fowler et de faire usage de l'iodure de potassium et des douches sulfureuses très-chaudes. L'iodure de potassium, administré même à des doses très-faibles, ne put pas être toléré, force fut donc de revenir à la liqueur de Fowler ; mais, sous l'influence des douches sulfureuses, il y eut immédiatement une amélioration très-notable. Au bout de deux mois, la malade ne ressentait plus de douleurs et déjà les mouvements se faisaient avec plus de régularité. Son mari, que j'ai vu, il y a deux mois environ, m'a dit qu'il la croyait complétement guérie, attendu qu'elle ne se plaignait plus de rien.

Cette observation est intéressante à d'autres titres : en premier lieu, elle montre l'étroite parenté qui existe entre la névrite et certaines névralgies dites fonctionnelles. A coup sûr, ce serait le cas de parler ici de névralgie secondaire à une névrite portant soit sur le plexus brachial, comme ce fut l'avis de M. Ch. Bouchard, ou peut-être seulement sur le nerf radial. En second lieu, il n'y a pas eu de paralysie à proprement parler, mais seulement de l'affaiblissement musculaire. C'est même ce qui a surtout fait hésiter au point de vue du diagnostic. Enfin, la guérison, relativement rapide, dans ce cas où la maladie avait débuté cinq ans auparavant, montre qu'il ne faut jamais intervenir chirurgicalement sans avoir épuisé tous les moyens médicaux rationnellement indiqués.

Observation XXIV. — M. P..., âgé de 31 ans, exerçant la profession de commis voyageur. Il y a un an, sans cause connue, douleurs dans le bras droit et les deux membres inférieurs. C'était la face antérieure du bras et la face postérieure de la jambe droite particulièrement qui offraient le plus de sensibilité (comme lieu d'élection, le malade désigne le pli du coude et le creux du jarret). Ces douleurs, d'abord sourdes, vont bientôt en augmentant, et alors elles se manifestent sous forme d'éclairs. Insomnie pendant plusieurs jours. Rien du côté des organes des sens. L'intelligence est restée toujours nette.

Il était à Nancy à cette époque; on lui donna de l'iodure de potassium à hautes doses; pas d'amélioration. Alors il se rend à Reims, où le même traitement est institué. Comme son état ne changeait pas, il se décide à aller à Paris, et entre à la Maison municipale de santé, où le médecin, au dire du malade, aurait cru devoir insister de nouveau sur le même traitement. Il ne nous a pas été possible de savoir si dans cette circonstance on avait employé en même temps le mercure. Toujours est-il qu'au bout d'un mois il ne s'était pas encore manifesté de changement notable. Le malade maigrissait, perdait ses forces ; en même temps il lui semblait que sa main et son pied, surtout la première, se paralysaient.

Lorsque je le vis pour la première fois, ce malade avait une teinte terreuse, il était fortement amaigri et sa voix était altérée. En outre, il boitait en marchant et soutenait son bras droit étendu le long du corps, comme quelqu'un qui cherche à éviter toute espèce de mouvement. Le membre supérieur droit était bien moins développé que celui du côté gauche ; de plus, il y avait manifestement de l'atrophie, particulièrement des muscles de l'éminence thénar. Du côté de l'avant-bras ce phénomène était moins marqué ; cependant à la place des saillies et des dépressions qu'on trouve à la partie antéro-supérieure, on ne voyait plus qu'un vaste méplat partant du tiers inférieur jusqu'au pli du coude. Je songeai immédiatement à une lésion portant sur le nerf médian. Du reste, les pressions sur le trajet de ce nerf le long du bras étaient très-douloureuses, mais particulièrement au côté interne du tendon du biceps. De plus, à ce niveau, il paraissait plus volumineux que celui du muscle opposé; cependant rien du côté des parties voisines, rien dans l'aisselle, la base du cou et la partie supérieure du dos. Les pointes d'un compas ne sont pas perçues sur la face antérieure des trois premiers doigts et la partie interne du quatrième à 3 centimètres de distance; toutefois les piqûres sont plus vivement senties que du côté opposé. La température paraît un peu plus considérable dans la main malade ; enfin, les parties douloureuses sont toujours couvertes de sueur. Pour ce qui est de la sensibilité musculaire, elle est très-affaiblie au niveau des muscles innervés par le médian; elle est à peu près nulle pour les muscles de l'éminence thénar.

Du côté du membre inférieur on trouve des phénomènes à peu près analogues, mais moins nets. Les douleurs portent sur le saphène poplité et sur le saphène tibial. Rien non plus du côté des parties avoisinantes. On passe également en revue les parties supérieures, mais on ne note aucune particularité pouvant expliquer les phénomènes d'irritation et peut-être d'influence active, car dans notre pensée il s'agissait d'une névrite, mais nous avions de grandes propensions à mettre son point de départ dans la moelle ou ses enveloppes, et, d'après ce qui a été dit, l'idée de syphilis se présentait naturellement à l'esprit. Cependant le malade n'avait jamais eu de chancre, et bien qu'il portât des boutons sur les lèvres et derrière les oreilles, des maux de gorge, il n'y avait rien là de bien caractéristique, et dans tous les cas on n'en trouvait plus de traces; jamais de croûtes dans les cheveux, pas de taches sur le tronc et les membres. Son père, il est vrai, était mort, au dire des médecins, d'accidents syphilitiques. Pour toutes ces circonstances, je parlai d'instituer un traitement mixte, mais le malade s'y refusa d'une façon formelle. Force fut bien alors de mettre en avant le rhumatisme ou l'herpétisme, et comme je lui expliquais à quel point de vue j'allais me placer, il me dit que ses boutons avaient été regardés comme de l'herpès; on avait aussi parlé d'eczéma. Quoi qu'il en soit, je prescrivis l'usage de la liqueur de Fowler à doses progressivement croissantes, et en quinze jours je prescrivis de 10 à 25 gouttes par jour ; je conseillai également une pommade avec la vératrine et les douches sulfureuses aussi chaudes qu'il pourrait les supporter. Au bout de quelques jours, amoindrissement notable dans les douleurs. Après un mois, le malade ne se plaignait plus que de son pied et de sa main. La sensibilité à ce niveau s'était considérablement améliorée (il sentait les deux pointes à une distance de 15 millimètres). Enfin les mouvements revenaient d'eux-mêmes comme par enchantement ; les nuits étaient meilleures, il mangeait avec appétit et les forces revenaient de jour en jour. Au bout de deux mois, il était complètement guéri ; la sensibilité était aussi nette à droite qu'à gauche ; seuls les mouvements étaient moins souples, mais il ne ressentait absolument plus de douleurs.

Le diagnostic de névrite n'est pas contestable, et personne ne songera à parler de névralgie; cependant quelle différence y a-t-il entre ce cas et le premier? Nous ne voyons qu'une différence de forme et de degré. Dans l'un, il s'agit d'une névrite chronique relativement limitée ; dans l'autre, le processus revêtait la forme aiguë ou subaiguë ; de plus, il était beaucoup plus généralisé et, à ce propos, on peut se demander s'il n'a pas porté au moins au début sur la moelle ou ses enveloppes. Cette question, M. Tripier se l'est posée ; toutefois il ne paraît pas s'y être arrêté ; car dans l'observation il est dit que jamais on n'a pu constater de symptômes d'irritation ou d'inflammation médullaire. Il faut donc admettre que l'agent morbide aurait manifesté primitivement son action à la fois sur le bras droit et sur les deux membres inférieurs. Si cette opinion se vérifiait, on comprend que l'argument tiré de la généralisation et donné souvent comme preuve de lésion centrale perdrait de sa valeur ou du moins devrait rendre moins absolu au point de vue du diagnostic et par suite des indications on des contre-indications de la névrotomie. Ceci nous conduit tout naturellement à parler des cas encore plus complexes dans lesquels le début remonte à une période souvent très-éloignée, de sorte que d'une part le processus a pu évoluer au point d'amener des altérations plus ou moins considérables et d'autre part l'organisme s'étant modifié avec l'âge ou par le fait de conditions pathologiques nouvelles, le traitement étiologique est en quelque sorte fatalement suivi d'insuccès. Comme dans l'état actuel de nos connaissances il est très-difficile, sinon impossible, de faire dans un cas donné la part des deux éléments en question, nous sommes d'avis qu'il vaut encore mieux pécher par excès de prudence que d'être accusé de témérité. La névrotomie après tout ne doit être considérée que comme pis aller. Évidemment, si l'on était toujours certain de soulager, on pourrait se retrancher derrière l'argument douleurs ; mais, qui peut, en semblable occurence, affirmer que l'opération atténuera seulement les souffrances ; et, si l'on considère les chances qu'on fait courir à son malade, on comprend non-seulement que l'hésitation soit permise, mais on est presque tenté de se ranger à l'opinion des adversaires de la névrotomie. L'observation suivante nous offre un exemple de ces sortes de cas (1).

Observation XXV. — Barthélemy Thevenon, âgé de 68 ans, né à Craponne (Haute-Loire) et domicilié à Lyon, entre au mois de septembre 1868 dans la salle des opérés (n° 8), service de M. Ollier.

Ce malade raconte qu'en 1831 ayant très-chaud, il se lava les pieds avec de l'eau extrêmement froide. Deux jours après, douleurs très-vives, comparables à celles qui seraient produites par un fer rouge, dans la malléole externe droite, avec irradiation, suivant le bord externe du pied et la face externe de la jambe. Phénomènes analogues mais beaucoup moins marqués du côté gauche. Pendant un mois ces douleurs se firent sentir 10 à 12 fois dans les 24 heures. Elles étaient notablement plus intenses la nuit que le jour. A partir du deuxième mois, elles cessèrent d'être quotidiennes et ne reparurent qu'à des intervalles très-irréguliers. Les changements de température et particulièrement le froid humide semblaient en provoquer le retour.

Depuis le mois de juillet 1867, le malade n'est pas resté un seul jour sans éprouver quelques accès. Enfin, depuis deux mois, non-seulement ils sont plus fréquents, mais ils ont beaucoup augmenté d'intensité.

Actuellement, le malade éprouve jour et nuit, toutes les deux heures environ, des douleurs extrêmement vives dans le pied et la jambe du côté droit et plus particulièrement en dehors. Leur maximum d'intensité est au niveau de la malléole externe. Chaque accès dure de 10 à 15 minutes ; les douleurs sont parfois si vives qu'il se met à crier et alors il se met à frictionner son membre pour atténuer la souffrance. Rien du côté des vaisseaux du membre : rien du côté du bassin. Quant à l'état général, il laisse singulièrement à désirer. Le malade avoue tout le

(1) Elle a été reproduite en abrégé dans la première note que MM. Arloing et Léon Tripier ont adressée à l'Institut en 1868. Ce détail permettra de comprendre comment leur attention n'a pas été attirée sur une foule de points qu'ils ont recherchés depuis lors.

premier qu'il a abusé des boissons alcooliques. La face est vultueuse, comme boursoufflée. Hypertrophie du cœur, mais pas de bruits annonçant des signes de catarrhe avec emphysème du côté des poumons. Depuis quelques jours le malade tousse davantage. Absence de fièvre mais appétit diminué. Malaise mal défini, agitation, sommeil fréquemment interrompu.

Comme on suppose que la douleur peut être entretenue par l'état des vaisseaux (sclérose, athérome), on s'applique surtout à calmer les douleurs. Dans ce but, on a mis en œuvre une foule de moyens (ponctions, injections sous-cutanées avec des substances narcotiques, préparations antispasmodiques à l'intérieur) et c'est après les avoir tous essayés inutilement que M. Ollier se décida à pratiquer la névrotomie.

Les douleurs paraissant occuper le trajet du saphène externe, on coupa le nerf au niveau du tiers supérieur de la jambe. On remit au soir la résection du bout périphérique et pour retrouver plus facilement ce dernier on passe à quelques millimètres de son extrémité un fil qui est maintenu sur les téguments au moyen d'une bandelette de diachylon.

Tout d'abord, atténuation marquée des douleurs, mais lorsqu'on le revoit, dans l'après-midi, le malade paraît souffrir presque autant qu'avant l'opération. Vers les quatre heures (6 heures environ après l'opération), lorsqu'on revient, il souffre beaucoup, mais c'est surtout son oppression qui est très-vive. Cependant, on décolle la petite bandelette de diachylon et à l'aide du fil on tire doucement sur l'extrémité du bout périphérique qui est parfaitement isolé dans l'étendue de quatre centimètres. Avec une pince à mors plats, on pince l'extrémité sans produire de tiraillements, immédiatement le malade accuse de la douleur. On répète une seconde fois l'expérience et alors il se produit un mouvement de flexion du pied sur la jambe avec redoublement douloureux très-marqué. Immédiatement on prend des ciseaux et l'on résèque environ 3 centimètres et demi du bout périphérique.

Cette portion du nerf malade a été examinée au microscope par M. Léon Tripier, alors chef de clinique de M. Ollier : tissu conjonctif sclérosé, atrophie d'un grand nombre de tubes nerveux, tels sont les deux points qui se trouvent signalés dans l'observation. Ajoutons que ce malade est mort environ 48 heures plus tard avec des signes d'asphyxie. Il n'a pas été possible de faire l'autopsie.

Il est fâcheux que ce malade n'ait pas été examiné d'après les idées que nous cherchons à faire prévaloir; car, dans cette hypothèse, il est probable que si l'on n'avait pas pu atténuer les douleurs en exerçant des pressions sur un ou plusieurs points à la fois, vu l'état général du sujet, on ne se serait pas décidé à l'intervention chirurgicale ; et, si l'on était arrivé à atténuer, ou même à faire disparaître ainsi les douleurs, on se serait basé sur ces indications pour sectionner un ou plusieurs nerfs et certainement le malade aurait été soulagé.

Du reste, il y avait, chez ce malade, un état général grave, dont la nature n'est pas suffisamment indiquée dans l'observation, mais qui rendait fort incertaines les chances de succès.

Voici un cas de névralgie relativement ancien de la face, dans lequel le chirurgien, après avoir employé vainement tous les moyens médicaux, a cherché à poser des indications basées sur les modifications qu'éprouve la douleur suivant qu'on comprime sur un ou plusieurs points à la fois. Cette observation est d'autant plus intéressante que le malade a pu être suivi et que jusqu'à ce jour, l'efficacité de la névrotomie ne s'est pas encore démentie, ainsi qu'on va le voir :

Observation XXVI (*Tripier*). — Étienne Fargier, né à Aubenas et domicilié à Villedieu (Ardèche), où il exerce la profession de cafetier, âgé de 63 ans, entre le 21 juillet 1875 à l'Hôtel-Dieu, salle Saint-Sacerdos (n° 99), service de M. Ollier.

Il y a trois ans et demi, sans cause appréciable, le malade commença à ressentir de temps en temps des douleurs au niveau du trou mentonnier droit. Peu à peu ces douleurs allèrent en augmentant de fréquence et de durée. Depuis quelques mois, elles sont devenues plus violentes et de plus, elles se sont étendues. Actuellement, le malade ressent une douleur sourde, continue, dans la partie droite de la face (partie moyenne de la joue). Il ressent en outre de temps à autre dans la journée, mais surtout la nuit une douleur vive, aiguë, qui a son maximum dans le même point et s'irradie dans trois, voire même quatre directions différentes. Ces sortes d'accès s'accompagnent de contractions spasmodiques de la face, qui devient grimaçante, difforme; comme il existe en même temps du strabisme divergent, la figure du malade revêt alors un aspect positivement horrible. Ajoutons à cela qu'il sanglote et parfois pousse des cris aigus. Pour faire cesser ou tout au moins atténuer ses douleurs, il a l'habitude de presser et de frictionner au niveau des points plus spécialement atteints. Les voici par ordre de fréquence : 1° Au niveau du trou mentonnier avec irradiation en avant, suivant la direction du corps de l'os.

2° Au-dessous de la portion la plus saillante de la pommette avec irradiation en avant vers l'aile du nez et suivant la branche montante du maxillaire supérieur.

3° Au-dessus et en avant du conduit auditif externe avec irradiation dans la tempe. Ce point n'est douloureux que dans les accès violents.

4° A la base de la langue et un peu sur ses bords. Ce point est assez rare; de plus, il est de date récente.

Rien de particulier du côté des téguments de la face. Ses dents n'étaient pas mauvaises ; mais, comme il en souffrait beaucoup, il les a fait arracher successivement en bas et en haut. Pas de lésion apparente du côté du squelette de la face.

Personne dans sa famille n'a présenté de phénomènes analogues. Pas d'impaludisme ou de syphilis. Rien qui puisse faire songer au rhumatisme ou à la goutte.

Comme dans son pays les médecins se sont placés plus ou moins à ces différents points de vue, on se contente de traiter les douleurs, et dans ce but, on a recours aux injections sous-cutanées de morphine qui n'avaient pas encore été employées. Il y a un léger soulagement après chaque injection, mais au bout de quelques instants les douleurs reparaissent avec la même intensité. Comme le malade demande à tout prix à être soulagé, on l'examine de nouveau au point de vue de la névrotomie.

En cherchant d'une façon méthodique l'influence des pressions entre la partie moyenne de la joue et les points d'émergence des différentes branche du trijumeau, on s'assure que c'est en plaçant un doigt sur le rebord alvéolaire inférieur au-dessus du trou mentonnier d'une part et d'autre part, un second doigt un peu en avant du bord antérieur du masséter, que les douleurs sont atténuées. Ce résultat est encore plus évident si l'on prend soin de presser les téguments dans les mêmes points à l'aide des doigts introduits dans la bouche. La compression du sous-orbitaire à sa sortie du canal du même nom, ne parait pas avoir d'influence bien notable; il en est de même pour la compression du nerf auriculo-temporal.

Dans ces conditions, on propose de faire porter la section : 1° sur le nerf dentaire inférieur à son entrée dans le canal du même nom, la section du même nerf au niveau du trou mentonnier pouvant être regardée comme insuffisante, car on n'a pas de motifs pour rejeter, en tant qu'étiologie, l'idée d'une névrite consécutive, soit à la carie dentaire, soit à une ostéo-périostite ; 2° sur le nerf buccal au moment où il se dégage des fibres du buccinateur.

Le malade endormi avec de l'éther, M. Léon Tripier pratique successivement la section de ces deux nerfs en commençant par le buccal. Il procède en dehors pour celui-ci ; en dedans pour celui-là (procédé buccal).

A peine réveillé le malade manifeste une joie extraordinaire parce que, dit-il, il ne sent plus rien.

Les suites ont été des plus simples : L'opération avait été pratiquée le 4 août, le malade a quitté l'hôpital six jours plus tard ; mais, il a été suivi par M. le docteur Victorin Ollier, médecin à Vals (Ardèche). Lorsque M. Ollier (de Lyon) l'a vu dans le courant du mois de septembre, les plaies n'étaient pas encore complétement cicatrisées, mais les douleurs n'avaient pas encore reparu (1).

Cette observation prouve, suivant nous, qu'il ne s'agissait pas d'une névralgie d'origine centrale. Pour supposer le contraire il faudrait admettre que la névrotomie a guéri des névralgies d'origine centrale ; or, il n'existe pas dans la science un seul fait qui le prouve.

Dès lors, il est bien permis de croire que le point de départ siégeait à la périphérie. Mais, dira-t-on, ce fait n'est pas un cas de névralgie fonctionnelle, il peut être rapproché des cas de névralgie traumatique. A ce compte-là, tous les cas de guérison devraient être regardés comme des névralgies de cause traumatique ; quant aux autres, on devrait les considérer soit comme des névralgies d'origine centrale ou des névralgies fonctionnelles incurables, ce qui revient au même. Cette façon d'envisager les faits n'est évidemment pas sou-

(1) M. Léon Tripier a écrit ces jours derniers à M. le docteur Victorin Ollier pour savoir dans quel état se trouvait ce malade, et il a appris que la guérison ne s'était pas encore démentie.

tenable. Au surplus ce sont là des diagnostics *a posteriori* qui n'ont qu'une valeur négative au point de vue où nous cherchons à nous placer.

Sans nous étendre davantage, on voit que la névrotomie ne doit être employée que comme ressource ultime, après épuisement des moyens médicaux et qu'elle exige pour être efficace, des règles basées sur la connaissance précise des points d'origine et d'extension de la névralgie. D'une façon générale, pour avoir des chances de réussite, on devra pratiquer des sections associées et périphériques ; on parviendra ainsi à isoler en quelque sorte les filets ou les réseaux sur lesquels porte l'agent morbide.

CLICHY. — IMP PAUL DUPONT, RUE DU BAC-D'ASNIÈRES, 12.— 1747, 11-5.

www.ingramcontent.com/pod-product-compliance
Ingram Content Group UK Ltd.
Pitfield, Milton Keynes, MK11 3LW, UK
UKHW020944180726
13838UKWH00003B/1115